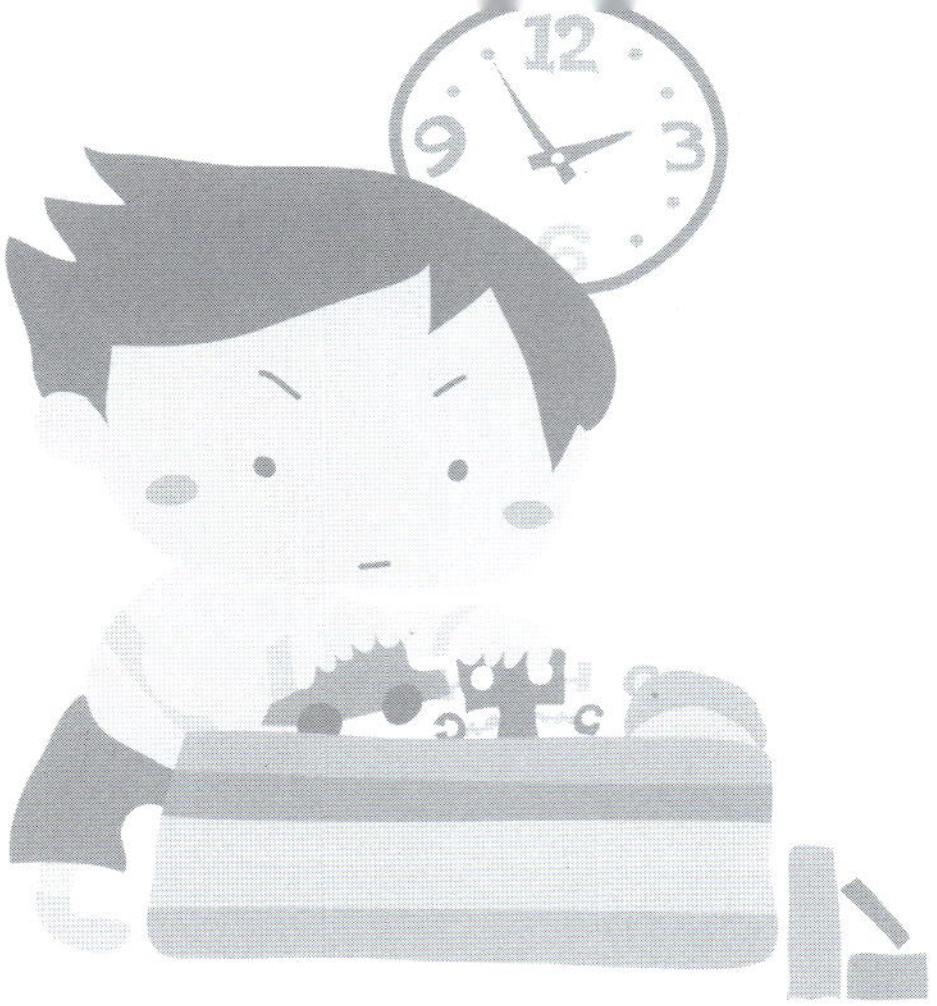

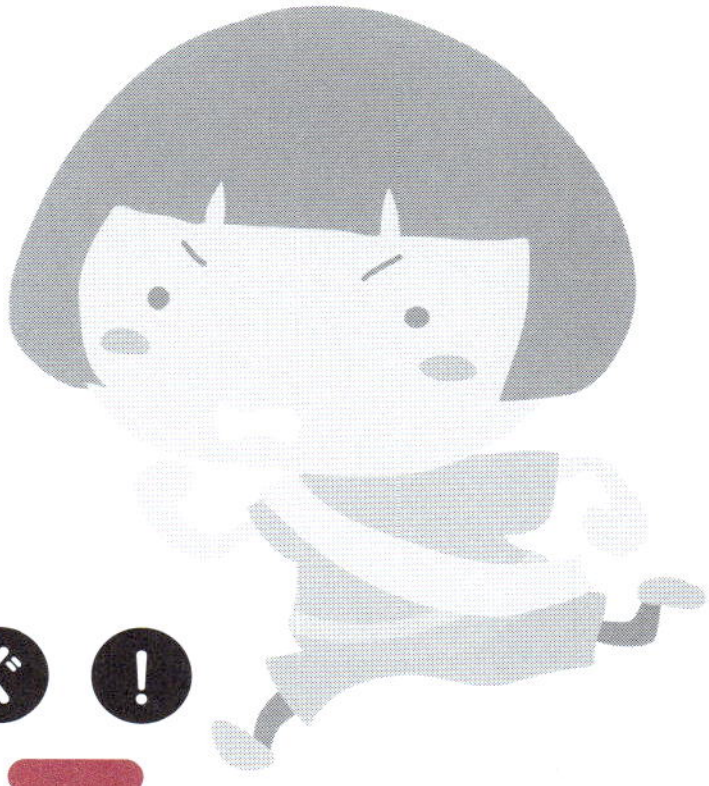

誤学習・未学習を防ぐ!

発達の気になる子の「できた!」が増えるトレーニング

橋本美恵
Mie Hashimoto
鹿野佐代子
Sayoko Shikano

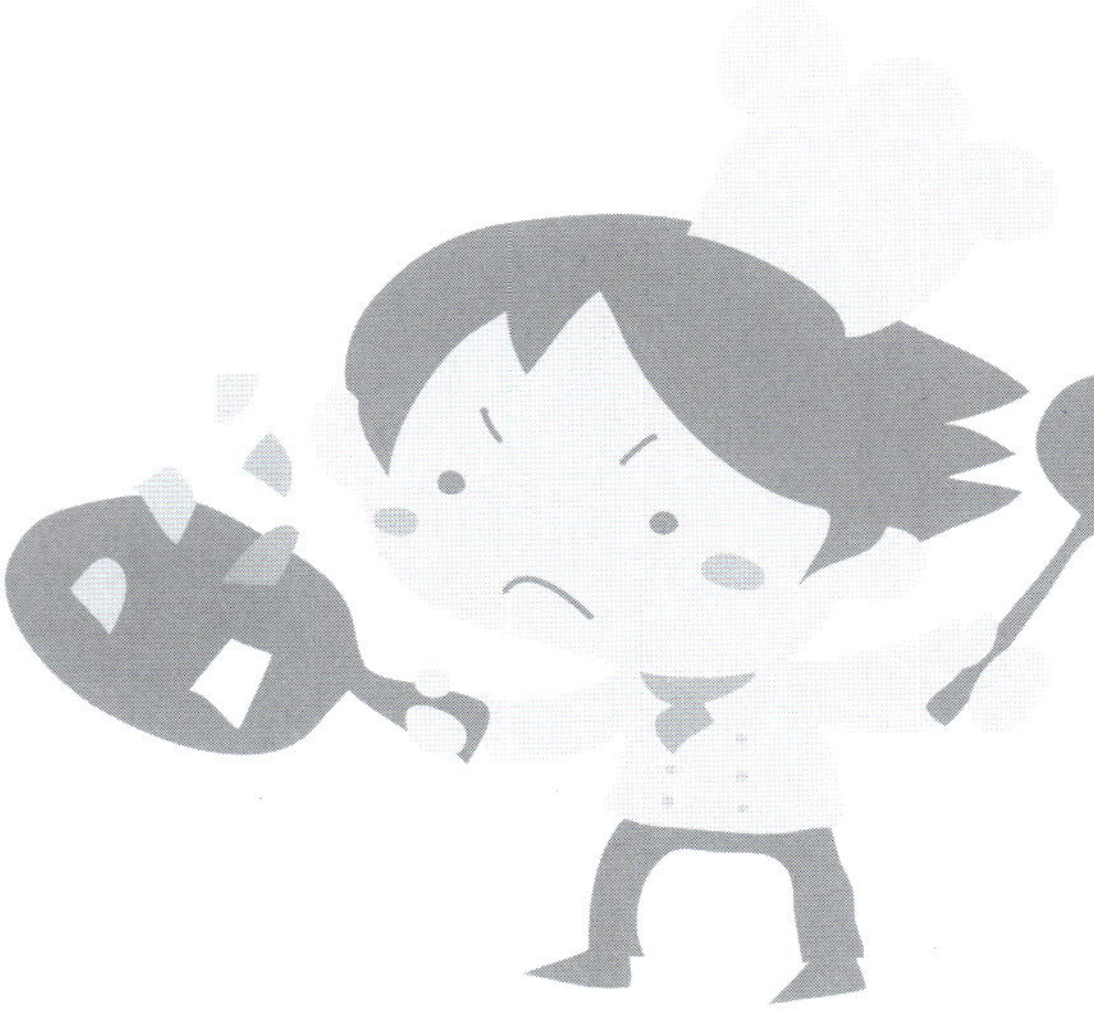

SE
SHOEISHA

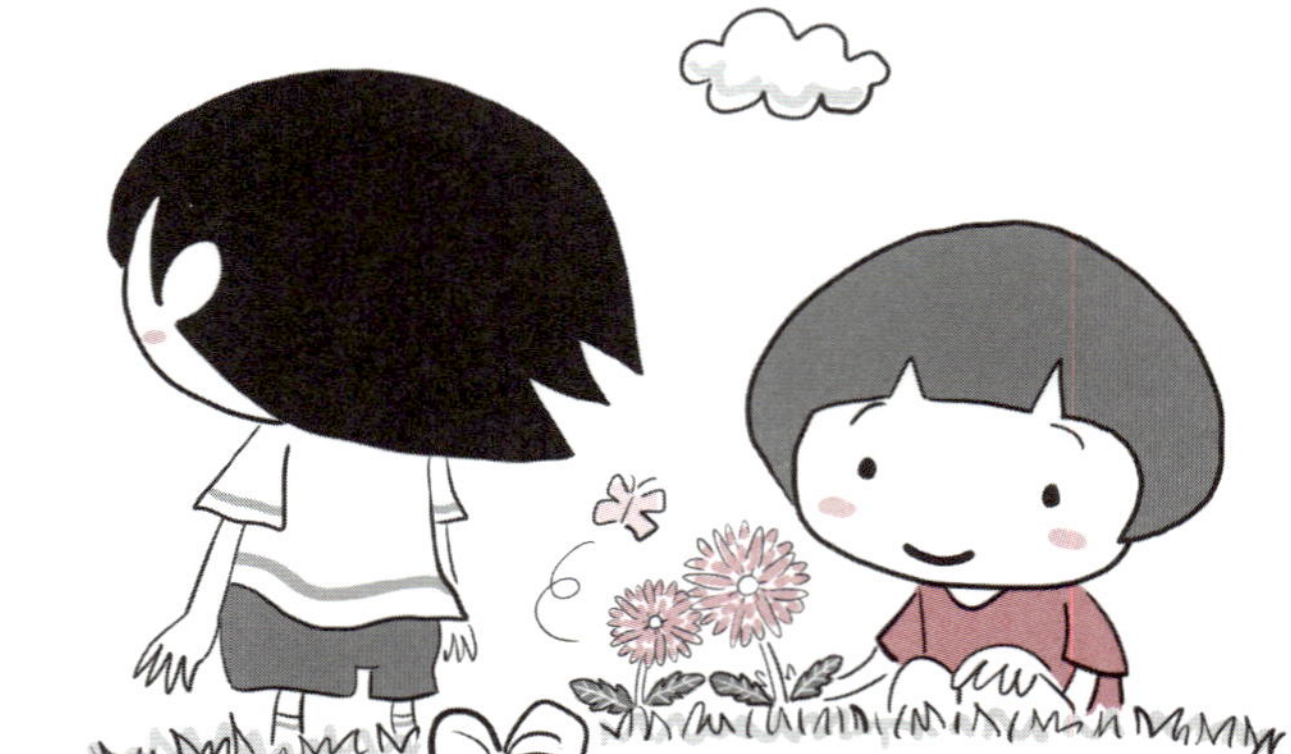

未来の僕へ

はばたけよ
未来では
きっと自分の挑戦が待っている

絶対に
自分を信じて
はばたけよ

苦手な事
難しい事でも
チャレンジしよう
チャレンジして
はばたけよ

幼児期から療育に来ていた小学生の詩

はじめに

子どもの成長については、ちょっとしたことでも親は気になるものです。特に近年は「発達障害」という言葉も知られるようになり、「もしかして……」と考える人は多いでしょう。

実際に医師から発達障害と診断される子どもがいますが、その可能性は考えられても診断基準には満たない「グレーゾーン」と呼ばれる子どももいます。子どもの姿や成長のスピードは一人ひとり違いますから、明確な線引きが難しいことがあります。

診断に関して、「社会性の障害」という点では、社会環境や周りの状況に影響を受けることもあります。診断の有無にかかわらず、様々な経験を積み、成長とともに困難さが減って生活できるようになった人もいます。

「遊びが広がらない」「何か違和感がある」など、子どもの成長に不安を感じつつも、具体的に何をすればよいのかわからず、イライラしたり、悩んだり「いつか、できるようになるだろう」と今できることを先送りしたり、子どもにわかりにくい声掛けや関わり方、間違ったやり方をしてしまうことがあります。

発達障害とともに「療育」という言葉も知られるようになりました。療育とは、本人が自立して生活していくために必要なことを身につけることをねらいとしていますが、筆者らは、「方針を持った丁寧な子育て」と考えています。多くの親は、「療育」と意識することなく、子どもの成長に役立つような取り組みを模索しながら行っていると思います。違いがあるとするならば、模索なのか、方針と適切な手立てを持って行っているか、という点です。

食事や睡眠などの生活面、文字や数字の読み書き、人とのやりとり、社会のルール……一度教わったり、何度か繰り返したりして、いつの間にか習得する子どももいれば、より細かい段階を踏んで、何度も何度も練習して身につく子どももいます。

大人が誤解を与える伝え方をしたり、教え方が断片的だったりすると、「誤学習」（間違ったやり方で覚える）や「未学習」（知らない、教わっていない）となり、本人の持つ「わかりづらさ」が「生きづらさ」につながっていく場合があります。だからこそ、適切な子育ては大切です。

筆者の橋本は、トモニ療育センターの河島淳子先生に教わり、療育の現場で多くの子どもたちと向き合ってきました。特に、番号や時間の流れを知って生活のしやすさにつなげる「数字」「時計」の学びには幼児期から重点を置いています。また、大人になってから働くために必要な体力や手先の感覚を磨くこと、そして感謝の気持ちや他者への思いやりなど、心を育てることに最も力を入れています。

鹿野は、成人の障害者支援に33年間携わり、生活面で「困難さ」を抱える人を多く支援してきました。困難を抱える人の多くは、誤学習や未学習が要因と感じています。できるのなら、その人の幼少期に遡って経験させてあげたいと思うことはたくさんあります。なので、生活全般に関わる金銭管理教育に長年力を入れ、お金の使い方に関するトレーニングや、親が亡くなった後の備え方などを、当事者やその家族にアドバイスしています。

本書では、「家庭療育」として、筆者らが療育や障害児・者に関わる現場で培った実践を、家庭で取り組みやすい形にして、わかりやすく解説します。また、それらを実践した結果、子どもたちがどのように変わったかなど、親たちの声もたくさん紹介します。

様々な取り組みは、順番通りに行う必要はありません。できそうなものから始めてみてください。また、本書に書かれた「やり方」の通りに行うのが難しい場合は、「工夫と配慮」を参考に、目の前の子どもをよく観て、より小さいステップに分けてみましょう。

長い時間をかけて、じっくりと取り組むものもあります。大人が子どもに向き合う気持ちを持つことが、何よりも大切です。

本書が、子どもたちの生きる力を育む手引き書として、お役に立ちましたら幸いです。

２０１８年４月

橋本　美恵

鹿野　佐代子

目次

【凡例】

※発達障害は、自閉スペクトラム症（ＡＳＤ）、高機能自閉症、アスペルガー症候群、学習障害（ＬＤ）、注意欠陥／多動性障害（ＡＤＨＤ）などの脳機能の障害で、その症状が通常低年齢においてあらわれるものとされています。ただし、診断されてもその特徴のすべてが当てはまるわけではなく、複数の発達障害の特徴が当てはまる場合もあります。また、発達障害は現在も研究途上にあり、診断名やその定義も今後変わる可能性があります。

※本書に事例等で登場する人物や施設の名前はすべて仮名です。また、事例にある診断名や金額等は相談当時のものです。

※筆者の橋本がこれまでの現場で行ってきた療育は、トモニ療育センターの河島淳子先生が開発された方法を一部取り入れています。

※本書で紹介する取り組みは、幼児～小学生を主な対象としています。

イラスト　左野 まこと
装丁　大岡 喜直（next door design）
本文デザイン・ＤＴＰ　シンクス

1
章

「誤学習」「未学習」が大人になってから困る原因に？

大人になった発達障害の人たちは、日常のどんなことに難しさを感じているのか？
それを知ることで、子ども時代からできることが見えてきます。
もちろん、成長してからも、様々な取り組みが可能です。

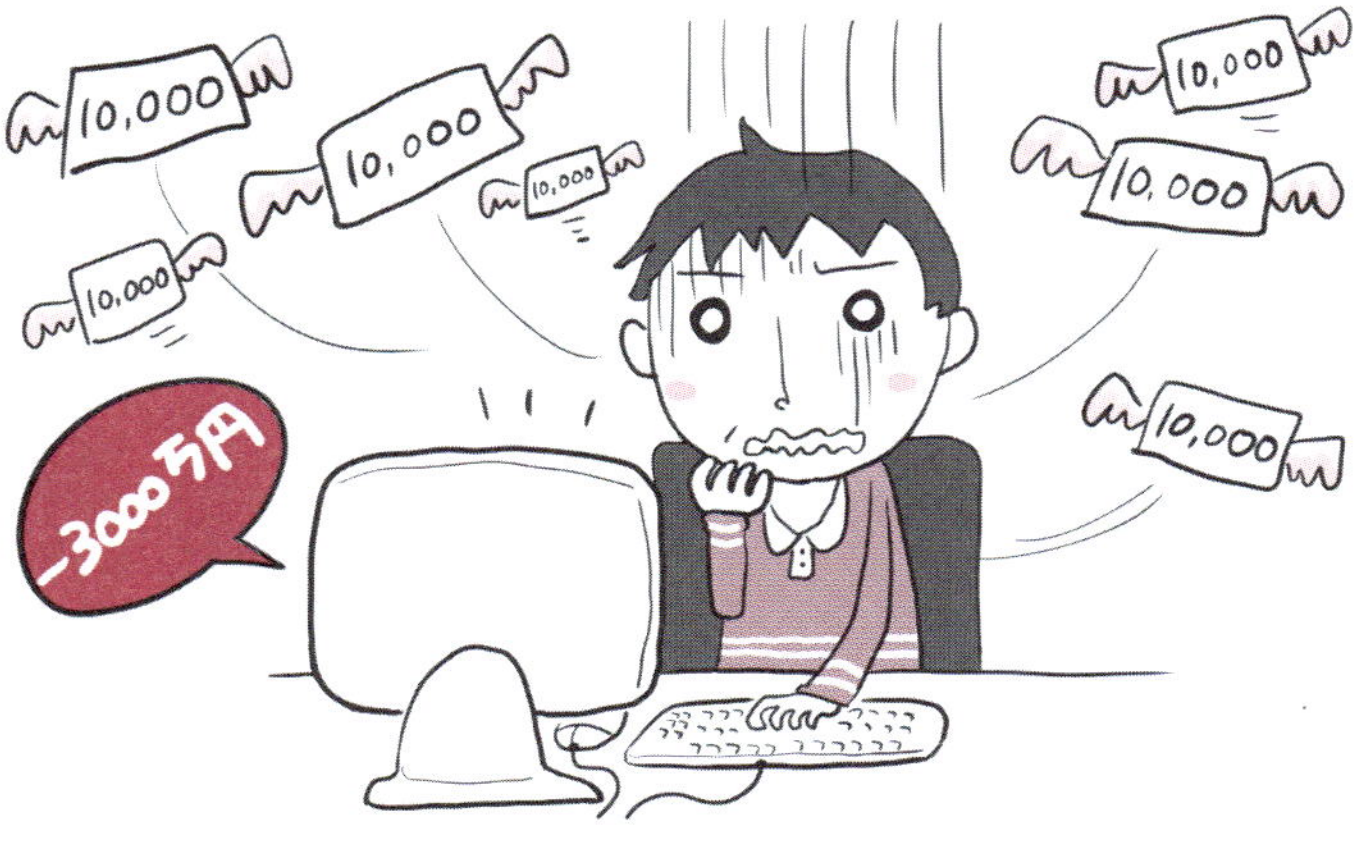

1 発達障害の大人の相談からわかること

見通しを立てて行動できない、ルールがわからずゴミを捨てられない……大人になった発達障害の人は、どんなことに困っているのでしょうか。

事例❶
親が遺してくれた財産がＦＸで消えた！

僕は46歳の男性です。以前は仕事をしていましたが、人間関係がうまくいかず、32歳の時に辞めました。それからは自宅に引きこもっています。

2か月前に父親が亡くなったのですが、僕のために残してくれた財産が３０００万円あるということでした。母は80歳を過ぎているし、僕は仕事を辞めてから預金の残高がかなり少なくなっていたので、なんだかんだ手続きをして、父の遺産は僕の口座に振り込まれました。母は僕が小学生の時から、手持ちのお金が少なくなると財布に足してくれたので、今回もそうしてくれたのだと思います。

ある時、インターネットで「ＦＸが儲かる」っていう動画を観たので、試しに20万円やってみました。すると、簡単にお金が増えたので、これは儲かると思って金額を上げていきました。でも、損をすることも多く、気がついたら父の遺産の３０００万円をすべてＦＸ投資でなくしてしまいました。

母は「これからの生活をどうするの……」と泣きましたが、泣きたいのは僕のほうです。僕もそろそろ働かないといけないと思いましたが、どうすればいいのかわからなくて、やはり動けませんでした。

先日、母がどこかの相談センターに行ったみたいで、僕の生活の相談や働く支援をしてくれると言いました。自分一人で考えなくてもいいと思ったら、少し気が楽になりました。

自分で判断する経験で柔軟な考え方が育つ

この男性は幼少期、人見知りが激しく、おとなしい性格だったそうです。親にとっては聞き分けのよい子で、お小遣いもあまり使わず、必要な時に必要なぶんだけお金を渡してきました。困ったことがあっても自分からは援助を求めず、ほとんどはお母さんが手助けしてくれていたので、**自分で判断しなくても生活に困らなかった**のでしょう。しかし、父親の相続財産をすべてなくしてしまった今、万が一、お母さんがいなくなってしまったら、彼一人で生きていくことは困難だと思います。

ただし、今回の失敗をきっかけに、お母さんが「自分がいなくなった後」に思い至り、福祉機関に相談されたことは一つの前進でした。

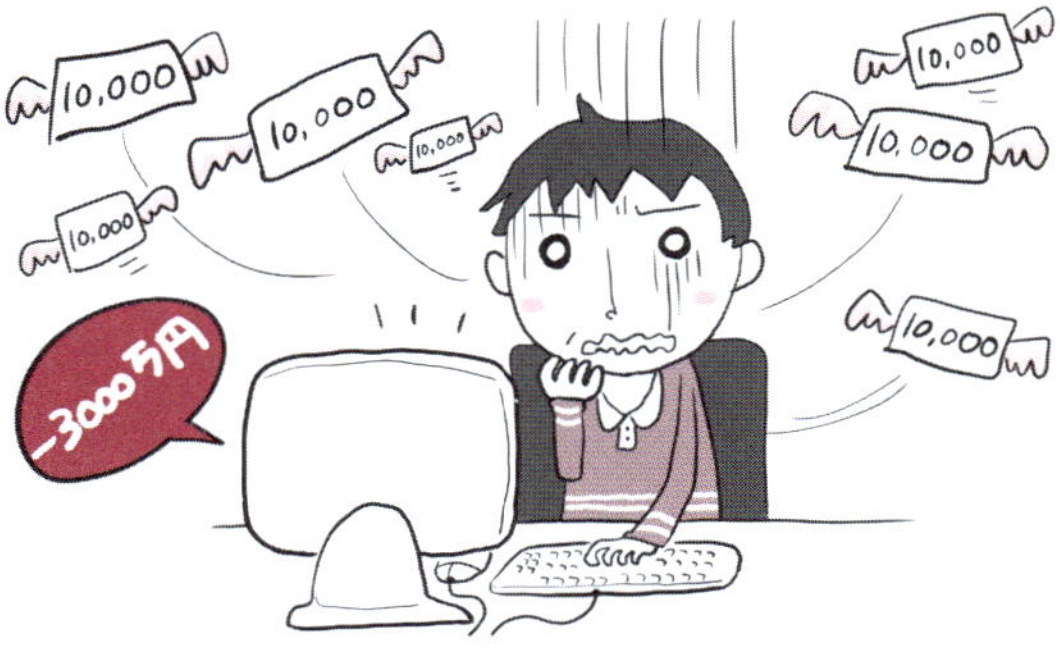

やっておきたかったこと

このような事態になる前に、**仕事を辞めた時点でハローワークに行き、障害のある人の職業相談や職業訓練を受ける**ことができます。より早期に再就職できたかもしれませんし、相談や訓練で外出することで、完全に引きこもるのを避けることができたかもしれません。

また、働いていない時期は、家の手伝いなど**何らかの役割を担う**ことです。「自分のことは自分でする」が少しでも身につくと、将来への備えになります。

「すべてをつぎ込んでしまう」という背景には、「○か、×か」という極端な思考が子ども時代から続いていたことも考えられます。例えば、周囲の大人が「できる」「できない」という評価を求めると、子どもの判断基準も狭くなります。「だんだん～になる」「少しずつ～していく」など**積み重ねによって段階的に状況が変化していくことの経験とそれらを学ぶ**必要があったのでしょう。

今できること

　仕事を辞めてから12年のブランクがあることを考えると、すぐに再就職を目指すよりも、**就労支援制度**を利用して、事業所に毎日通うことからトレーニングをしたり、**体力づくり**をするとよいでしょう。支援を受けながら「できること」を増やしてほしいと思います。

　もし、彼がこのまま何の支援も受けることをせず、生活困窮に陥ってしまった場合、要件を満たしていれば、**生活困窮者自立支援制度**で自立相談、就労相談、住居確保給付金、家計相談など解決に向けた支援を受けられます。しかし、そうなる前に、一歩踏み出してほしいのです。

事例❷
「つけ払い」がわからないまま、リボ払いに切り替えたら…

　私は52歳のバツイチです。元夫との間に子どもが一人いますが、もう自立しています。自分では明るい性格だと思いますが、どうも周りの人とうまくいきません。

　私は事務職で、帳簿をつけていますが、他の人は数字を見ながら出荷の段取りなどをしていますが、私は計算はできても「数字を読む」ということが苦手です。

　元夫にも「お金の流れを読んで計画しながら使うように」とよく注意されました。だから、家計簿もつけました。ただ、計算はぴったり合うけれど、数字で表されたお金の意味や流れを読み取れず、やりくりがうまくいきません。私には「お金の流れ」というものがわからないのです。

　共働きだから、夫婦の収入は十分ありました。でも、クレジットカードで収入以上の買い物をしたりして、貯金ができません。元夫とは、お金のことでよくもめました。

　ある日、元夫に「使いすぎだ」と言われたので、カード会社に電話をして、「カードを使いすぎて引き落としできなかったら、どうなりますか？」と質問しました。すると、「リボ払い（リボルビング払い）にすれば、毎月決まった金額しか払わなくてもよい」と教えてくれました。仕組みを説明されてもよくわかりませんでしたが、難しい契約書などもいらず、電話でリボ払いに切り替えられると聞いたので、ついその場で変更してしまいました。

毎月口座から引き落とされる額は一定になりましたが、ある日、明細の残高がすごい金額になっているのに気づいて、「もう、返せない……」と思いました。結局、義母が支払いを肩代わりしてくれました。でも、それが原因で離婚することになったのです。

仕事も家庭もうまくいかない原因は私自身にあるような気がして、思い切って診断を受けてみたところ、やはり「発達障害」と言われました。気が楽になったというか、今までできなかった原因が自分の努力不足ではなかったとわかって正直ホッとしました。

でも、見た目は「普通」ですから、親や周囲の人は、まさか私に障害があるとは思っていないでしょう。親には、小さい時から「やればできるのに、なぜやらないのか！」「さぼっている」と言われてきました。

実は、今でもリボ払いのシステムはわかりません。たった一つわかっているのは、お金も家族も失ったということです。

今は、毎日が不安です。お金の勉強ってどうやればいいのでしょうか？　お金のことなんて、誰に聞けばいいのかわからないし、「それくらい、わかるでしょう!?」と迷惑がられるような気がします。

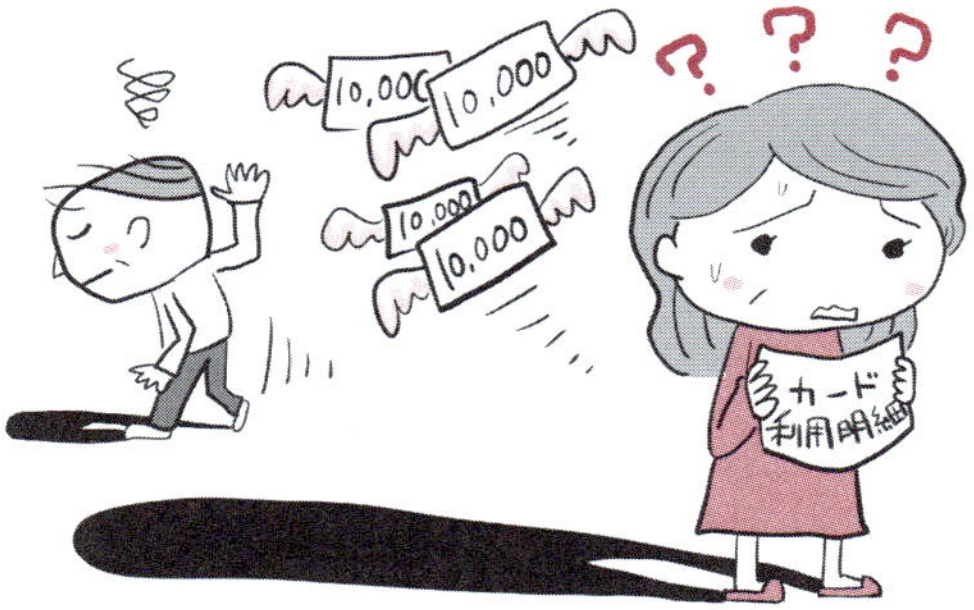

「見えないお金の動き」を把握するのは難しい

私たちは、家計をやりくりする時、1か月の収入の範囲内で支出の目途を立てています。貯金ができるか、できないかは別として、収入の中でやりくりできるのは、**お金の量と時間の経過を読みながら、支出を調整し**ているからです。

ですが、彼女のように、お金の**計算自体は1円の誤差もなくできるのに、家計のやりくりが苦手という人は多い**のです。その原因の一つは、お金の量と時間（日数）の関係が一致していないことにあります。そして、「つけ払い」の仕組みを理解しな

■事例２の女性の毎月のキャッシュフロー表

（歳）

		4月	5月	6月	7月	8月	9月	10月	11月	12月	1月	2月	3月	4月
年齢	夫	52	52	52	52	52	52	52	53	53	53	53	53	53
	妻（本人）	52	52	52	52	52	52	52	52	52	52	53	53	53

（万円）

		4月	5月	6月	7月	8月	9月	10月	11月	12月	1月	2月	3月	4月
収入	給料	38	38	38	38	38	38	38	38	38	38	38	38	38
	ボーナス			25						30				
収入計		38	38	63	38	38	38	38	38	68	38	38	38	38
支出	家賃	9.5	9.5	9.5	9.5	9.5	9.5	9.5	9.5	9.5	9.5	9.5	9.5	9.5
	食費	8.0	8.0	8.0	8.0	8.0	8.0	8.0	8.0	10.0	10.0	8.0	8.0	8.0
	水道・光熱費	1.5	1.5	1.8	2.0	2.0	1.8	1.5	1.5	2.2	2.2	2.2	2.2	2.2
	通信費	2.1	2.1	2.1	2.1	2.1	2.1	2.1	2.1	2.1	2.1	2.1	2.1	2.1
	夫婦の小遣い	7.0	7.0	7.0	7.0	7.0	7.0	7.0	7.0	7.0	7.0	7.0	7.0	7.0
	クレジットカード	8.0	8.0	8.0	8.0	8.0	8.0	8.0	8.0	8.0	8.0	8.0	8.0	8.0
	その他の支出	3.0	3.0	5.0	3.0	3.0	3.0	3.0	3.0	9.0	3.0	3.0	3.0	3.0
支出計		39.1	39.1	41.4	39.6	39.6	39.4	39.1	39.1	47.8	41.8	39.8	39.8	39.8
年間収支		-1.1	-1.1	21.6	-1.6	-1.6	-1.4	-1.1	-1.1	20.2	-3.8	-1.8	-1.8	-1.8
貯蓄残高		87.0	85.9	107.5	105.9	104.3	102.9	101.8	100.7	120.9	117.1	115.3	113.5	111.7
カードのリボ残高		-8	-16	-28	-34	-42	-53	-61	-70	-82	-90	-101	-111	-119

クレジットカードの支払いとリボ払い残高の合計が1年間で215万円に！

いまクレジットカードを使うことで、口座の残金の把握がより困難になります。

やっておきたかったこと

彼女に必要だったことは、**1か月間に使えるお金を視覚化して、使える量には限りがあることを知る「お金トレーニング」**です。多く使った後は支出を抑える、本当に欲しいものなのか、我慢できるのか考える時間をもつ。「我慢」については、子どものうちに、実際に「お金が足りないから使えない」という気持ちを抑える体験をしておく必要があったでしょう。

発達障害の子どもは、「努力不足」や「さぼっている」などと周りから言われることが多々あります。「頑張ったらできるはず」「本気を出せばやれる」と、原因を本人に負わせていると、子どもは自信を失ってしまいます。本人の困難さは見た目に現れにくいので、周囲の人たちが本人のアンバランスさを少しでも感じることがあれば、まず、その困難さに共感してほしいと思います。「今までよくやってきたね」という労いの言葉に救われる人はたくさんいます。

今できること

大人になった彼女の場合は、一人で考えるよりもファイナンシャル・プランナーなどのお金の専門家と一緒に取り組むとよいでしょう。

まず、1か月単位のキャッシュフロー表（収入から支出を引いて、どれだけのお金を使っているのかを把握する表）を作成し、お金の流れを目で見て把握しやすくします。

右は彼女がリボ払いをしていた当時のキャッシュフロー表です。貯金は増えているように見えますが、彼女が1年間にカードで使ったお金は200万円を超えています。

カード払いやリボ払いなどの「つけ払い」は、会計時に財布の中の現金が減らないので、彼女にとってはお金の流れが把握しづらいものでした。そこで、まずはカードを使わずに現金でやりくりするようにアドバイスしました。今は、1か月間に使えるお金を1週間ごとに分けて管理して、その範囲で生活するよう心がけています。

事例❸ ゴミ屋敷になったのはカレンダーが難しいから？

私は相談支援センターの職員です。うちのセンターに登録して、サークル活動などを利用されている30代の男性がいます。ある日、男性が住むアパートの大家さんから、「おたくを利用している○○さんの家からゴミが溢れて困っている。そちらでなんとかしてもらえないか？」とセンターに相談がありました。

驚いて男性の家に行くと、部屋の中はゴミだらけ。事前に訪問時間を伝えていたので、男性はなんとか玄関だけでもきれいにしようとしたそうです。

また、部屋はゴミだらけですが、分別はきちんとしてありました。「こんなにきちんと分別できているなら、回収日に出しましょう」と言うと、男性からは意外な答えが返ってきました。以前、回収日だと思った日にゴミを出したら、近所の人に「今日は燃えないゴミじゃない！」と注意され、ゴミを出すのが怖

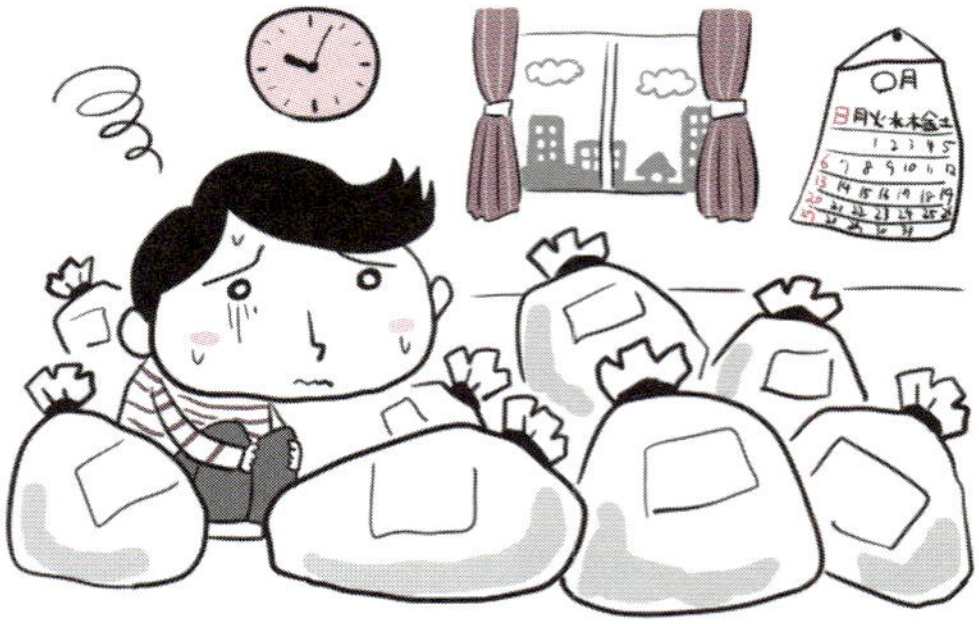

くなったそうです。

実は、男性はカレンダーの読み方がわからなかったのです。カレンダーの日付と曜日は毎月同じではないので、今月の第1木曜日は7日だけど、来月の第1木曜日は4日という具合に変わります。また、週の始まりが日曜日のものと月曜日のものがあります。親が生きていた時は、「今日は空き缶の回収日だよ」と教えてくれましたが、今は指示してくれる人はいません。「また注意されたらどうしよう」と怯えた結果、いつ出せばよいのかわからないゴミが部屋を占領してしまったのです。

一連の行動を「実体験」で学ぶことの重要性

やっておきたかったこと

おそらく彼の親は、彼がきちんと暮らせるように、ゴミを出すことや分別することを教えていたのでしょう。ただ、彼に「カレンダーの読み取り方を教わったり、わからないことは人に聞くという経験」があれば、「今日は○○ゴミの日だよ」という声掛けがなくなっても、誰かに聞くことができたと思います。

ゴミの日をその都度知らせるのではなく、カレンダーを一緒に確認してゴミを捨てに行くなど、小さい時からカレンダーの見方や使い方を実体験で学べていれば違っていたかもしれません。そうした意味では、学びのチャンスや教えてもらう機会が少なかったとも考えられます。

もちろん、教えられてすぐに理解できないこともありますが、ゴミの分別やリサイクルなどを根気強く教えた結果、空き缶や紙パックの処理を率先してやるようになった子どももいます。何度も繰り返すうちに「自分でできること」が少しずつ増えていきます。

今できること

この男性の場合は、まずゴミで一杯の部屋をどうにかする必要があったので、民間の片付けサービスを利用しました。費用はかかりますが、プロの手により、ゴミだらけだった部屋は見違えるほどきれいになりました。ゴミの量がそこまで多くなければ、本人や支援者で片付けてもよいでしょう。

ただ、中には「お金を使いたくない」「この（ゴミに囲まれた）生活を変えたくない」という人もいます。孤独な暮らしで心を閉ざしている場合もあるので、サークル活動への参加などを促しながら、**本人を孤立させない支援**も必要です。

部屋を片付けた後、支援センターの職員は、市役所からもらったゴミ出しカレンダーに、ゴミを種類別に撮影した写真を貼って、**分別とスケジュールを視覚化**しました。そして、本人には日時も表示されるデジタル時計を購入してもらい、時計の日付とカレンダーの日付を一致させながら行動することをアドバイスしました。

事例❹ 昼夜逆転の生活でゲーム三昧。我が子の将来が心配…

40歳になる息子は、毎日部屋にこもってインターネットの対戦型ゲームをやっています。夜中でもおかまいなしに、「ああああ〜、やられた！」などと、大声で叫ぶので「近所迷惑になるから、静かにして」と注意しますが、「入ってくるな！」と怒鳴られてしまいます。武器やアイテムを購入しないと強くなれないとかで、息子の口座にお金を振り込むように要求されます。

部屋には空のペットボトルやお菓子の袋が散乱していて、片付けてあげたいのですが、勝手に入ると怒られます。

そんな息子ですが、以前は8年間も仕事をしていました。ただ、その時は「障害者として見られたくない」と言って一般企業で息子なりに頑張っていたのです。でも、転勤をきっかけに退職してしまい、その後、引きこもってしまいました。

この先が不安です。どうすればよいのでしょう。

助言や要望を受け入れない子どもとどう向き合うか

このお母さんは、障害者の親の会に来られた時に、泣きながら息子さんのことを話されました。そして親の会の人から、余暇活動を提供する**障害者スポーツセンターの利用**をすすめられ、音楽サークルや太鼓クラブなどの見学に行かれたそうです。

その後、息子さんは、スポーツセンターへの参加をきっかけに、サークル内で友達ができたそうで、その友達が通う**就労継続支援B型**に「自分も行く」と言いだし、現在、月曜日から金曜日まで通所されています。「居場所ができてよかったです」と、お母さんは安堵されていました。

やっておきたかったこと

親が部屋に入るのを拒んだり、注意されたり自分の要求が通らないと怒ったりするのは、「決定権」に対する誤学習だったと考えられます。**家庭内での決定権が誰にあるのかを子どもに示し、家庭のルールを教えること**は、将来、社会のルールを守って生活することにつながります。例えば、「自分の部屋は自分で掃除しましょう」「お小遣いの額は、お父さんやお母さんが決めます」など、子どもが小さい時から教えます。

また、障害のある本人やその家族の中には、「『障害者』として見られたくない」と障害をオープンにしないケースもあります。障害をオープンにするかしないかは、それぞれの判断ですが、**障害を隠したことで、本人が無理に背伸びをしてしまうこと**があります。できないことを「できる」と言ったり、わからないのに知っているふりをしたり……その結果、心が折れて自信をなくし、仕事に復帰できなくなる人がいます。

自分が困った時には、**「手伝って」という援助の求めを出すことが必要**です。そのためには、まず本人が「自分は今、困っている」ということに気づかなければなりません。子どもの頃から「『手伝って』だね」と引き出して、本人が「困っている」という状況を自覚して発信できるようにしていきます。

この男性の場合も、「ありのままの自分」を認め、得意なことや強みをうまく伸ばし、困難なことは周囲に相談する――そんなふうに社会で活動してもらえたらと思います。

今できること

親が我が子にどう関わればよいかわからなくなっている場合は、**親の会などで境遇が似ている人や先輩の歩みを聞く**ことも大切です。今はインターネットが普及して情報はたくさんありますが、親の会は、ネットでは得にくい地域に密着したサービスの情報や、お互いの悩みを共有し合える場所にもなります。

事例❺ 偏食やこだわりが強く、あだ名は「不思議ちゃん」

私は中学の時から、「自分は人とは違う」と感じていました。例えば、お弁当は白いご飯しか食べられないので、毎日、鮭のフレークと白いご飯を持っていきました。また、友達は学校の帰りに寄り道をしますが、私は絶対にしたくなかったので、そのまま帰宅していました。

友達と話す時も、人数が3人以上になると誰と話せばいいのかわからなくなります。それで、黙っていると「ちゃんと聞いてる?」と言われました。

家では、親に「整理整頓しなさい」と言われたけど、何をどうすればよいのかまったくわかりませんでした。

高校時代は、友達ができてもすぐに離れていきました。また別の友達ができるのですが、やっぱり離れていきます。いつの間にか「不思議ちゃん」というあだ名をつけられ、高校は辛い思い出しかありません。

高校を出て就職した職場では、仕事の段取りや説明、指示が人によって違うので、混乱して頭がおかしくなりそうでした。

自分でも「何かおかしい」と思っていましたが、ある時、発達障害の当事者の本を読んで、私も発達障害ではないかと思って精神科を受診しました。その後、発達障害の当事者の会に行って自分の話をしたら、みんなも同じ経験をしていて、仲間がいたことにホッとしました。

グループトレーニングを受けてみると、私は「よいモデルになる人がいると、その通りか、それ以上のことができる」とわかりました。また、写真やマニュアルを見ながら説明を聞くと、本当によく理解できます。「きれいにして」とか「ちょうど

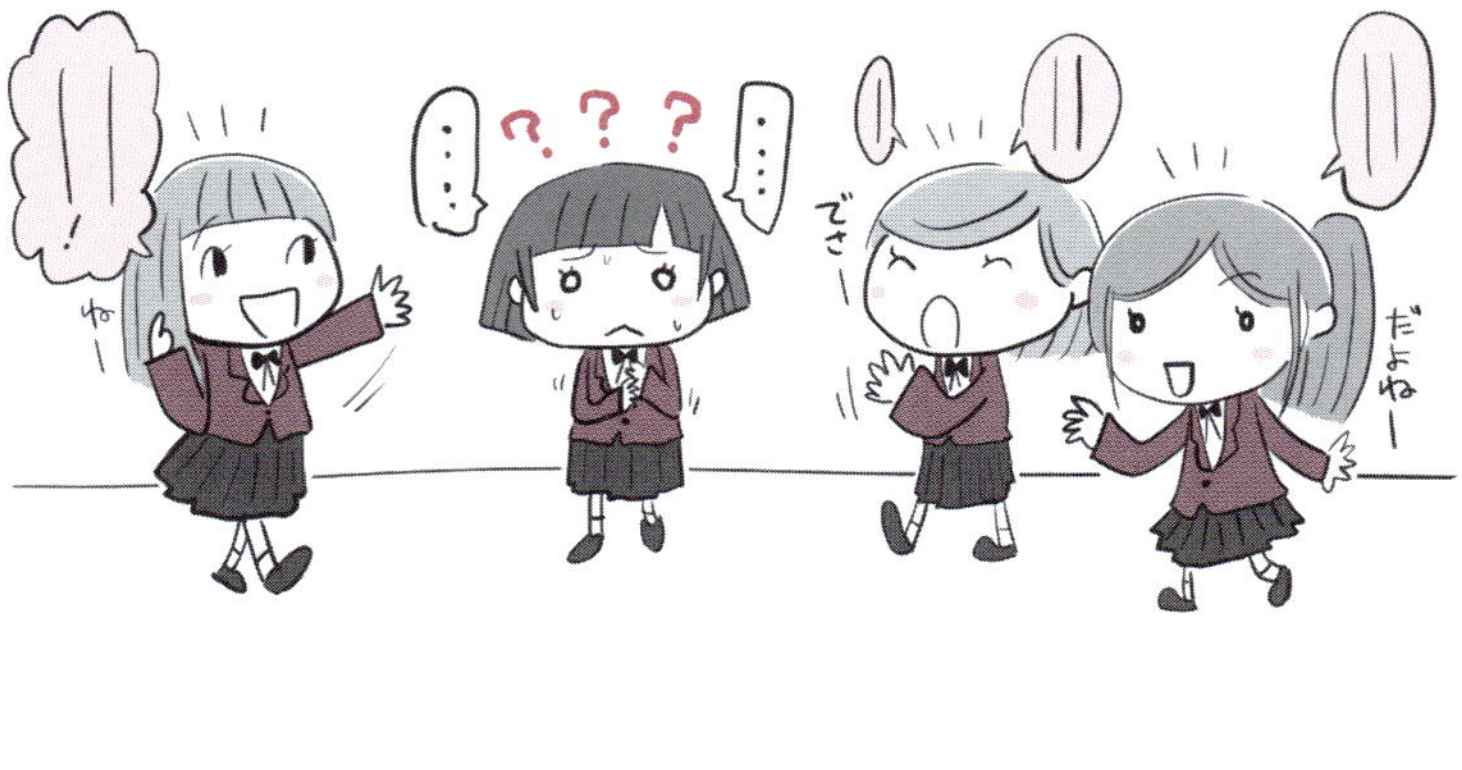

よく」のような表現より、写真の通りにすればよいとわかるほうがスムーズに取り組めます。

学生の頃は、親の財布は魔法の財布で、何か買ってほしい時は、そこからいくらでもお金が出てくると思っていました。親の収入がどれぐらいあって、今の暮らしができているのかも知りませんでした。当事者の会でお金のワークをやった時に、毎月使うお金には限りがあることを知りました。自分に合ったよいモデルを見つけて、自分で働いて得たお金で暮らすのが今の目標です。

曖昧な表現に困惑

彼女は表情が出にくく、子どもの頃から、お母さんに「愛想よくしなさい」と怖い顔で叱られていたそうです。何をどうすればよいのかわかりませんでしたが、学校の先生に「口角を上げると笑顔に見えて、愛想がよくなるよ」と教わり、初めて「愛想」の意味を知ったと話していました。

やっておきたかったこと

子どもは、親や大人のふるまいを見て学びます。怖い顔で「愛想よく」と言われたり、喧嘩ばかりの両親に「きょうだいは仲良く」と言われるなど、**矛盾した対応は混乱を招きます。**

また、彼女のように、曖昧な表現ではなく、**明確で具体的な説明・指示**があれば、相手の意図をよく理解できるという人は多いです。「整理整頓」についても、「何を」「どこに」「どのように」片付ける（置く）かを、図などで「見える」ようにして教えるとわかりやすいです。

そして、白いご飯しか食べられないといった偏食は、社会に出てから苦労する原因となります。例えば、**小さい時から料理を経験しておく**ことは、偏食の軽減に役立つでしょう。

今できること

彼女は、当事者の会に参加したことで、困難さへの対処法を少しずつ獲得しているように思えます。また、周囲の大人が彼女の「よいモデル」になって手本を見せることが望ましいでしょう。金銭管理については、親の収入や今の暮らしを維持していくのに必要な収支を知ることで、初めて「自分のこと」として置き換えられる人もいます。

2 成長してから、行動を変えるのは難しい？

誤ったやり方をパターンとして身につけてしまうと、大人になってから苦労します。時にはやり方を変えたり、複数の選択肢から自分で選ぶ経験を積み重ねましょう。

大人になると「こだわり」が強くなる？

冒頭で紹介したエピソードは、筆者が福祉の現場で支援していた時に、成人した当事者や親、様々な施設で働く支援者から受けた相談のほんの一例です。

発達障害の特徴のある方々は、非常に苦労しながら生活されています。特に社会に出てからは、仕事の段取りや人間関係などを円滑にするために、「脳をフル回転して、今、目の前で起きている状況に対処している」という話を聞きます。それでもうまくいかず、明日も明後日も同じようなことが続くので、頭も心も疲れてしまうのです。

ただ、発達障害の人のすべてが、大人になったら先の例のような状況になるわけではありません。周囲と相談しながら、新たな手立てを見出した人、トレーニングに参加して、自分が苦手とする部分に気づいて生活を改善できた人もたくさんいらっしゃいます。

特定のものばかりを食べる、いつも同じような服を選ぶ、同じ順番で行動しないと気持ちが悪い……私たちは、多かれ少なかれ様々な「こだわり」を持っています。こだわりが生まれる背景に、次のようなことがあるからです。

- それしか知らない
- 別の選択をした経験がない
- いつもと同じなので間違いがなく、安心できる

決まったパターンの中で暮らすと、過ごしやすいこともあり

ます。パターン通りにすれば不測の事態に遭遇する可能性も少ないので、安心して暮らせるとも言われます。そのため、発達が気になる人の親が、日常生活に必要な作業をパターンで身につけさせているケースもあるでしょう。ただし、特定のやり方や物に固執し、それが通用しないとパニックを起こすこともあります。

こだわりを持ったり、パターンで覚えることは、決して悪いことではありません。ただし、その**やり方が誤っていた場合、本人も家族も生活しづらくなってしまいます**。そして、日々の習慣で身についたパターンは、よほどのきっかけがないと軌道修正が難しいものです。

重要なのは、**「大人になってからも通用するやり方」で身につける**こと。そして、一つのパターンに固執させずに、**二つ、三つの異なるパターンも経験させる**ことです。

大人になってから、軌道修正するには？

まず、パターンは一つだけでなく、2〜3種類あるということを知ります。そしてその複数の選択肢の中から選ぶ経験を、実際に積んでいきます。そうやって、少しずつ自分の中に行動のバリエーションを増やしていくのです。

選択肢が複数あることを知る→その中から選ぶ力をつける→場面に合わせて自分で判断できるようにする、という流れを何度も経験することで、大人になってからでも、徐々に柔軟な対応ができるようになります。

手始めに、**「いつもと違うことをする」ことに慣れる練習**をしましょう。週に1回、曜日を決めて、その日は「普段やらないことをする日」というルールを作ります。外食でいつも同じメニューしか注文しない人も、その日は違うメニューを注文しなければなりません。

この方法で、中華料理店ではチャーハンとラーメンしか注文しなかった人が、エビチリと天津飯を初めて注文し、「おいしくて、びっくりした！」と新たな発見をした例もあります。このようなちょっとしたことから、パターン以外の経験を重ねていきましょう。

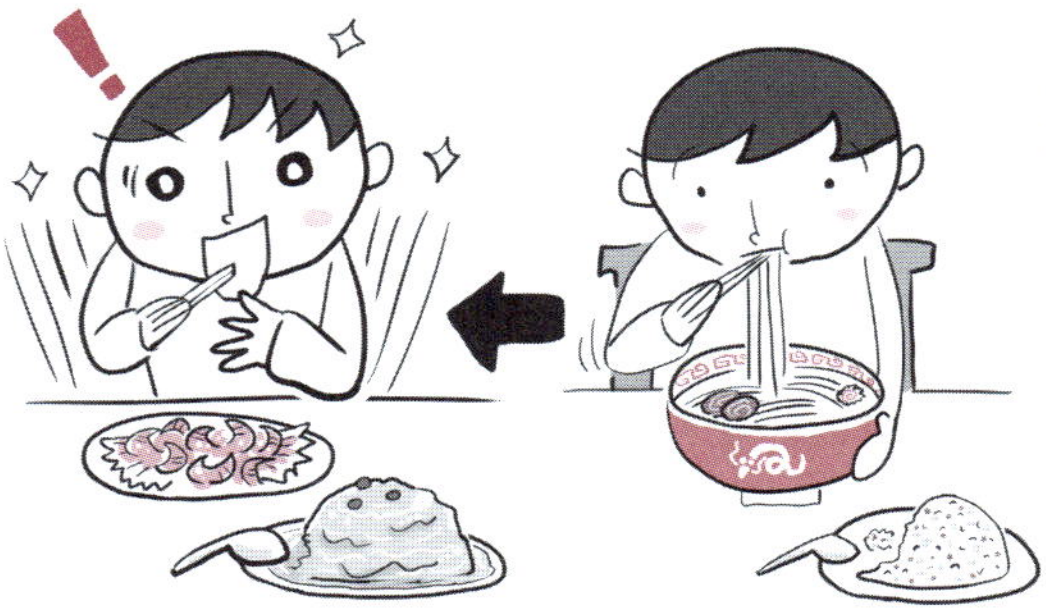

いつもと違う料理を食べたら、
おいしくてびっくりした

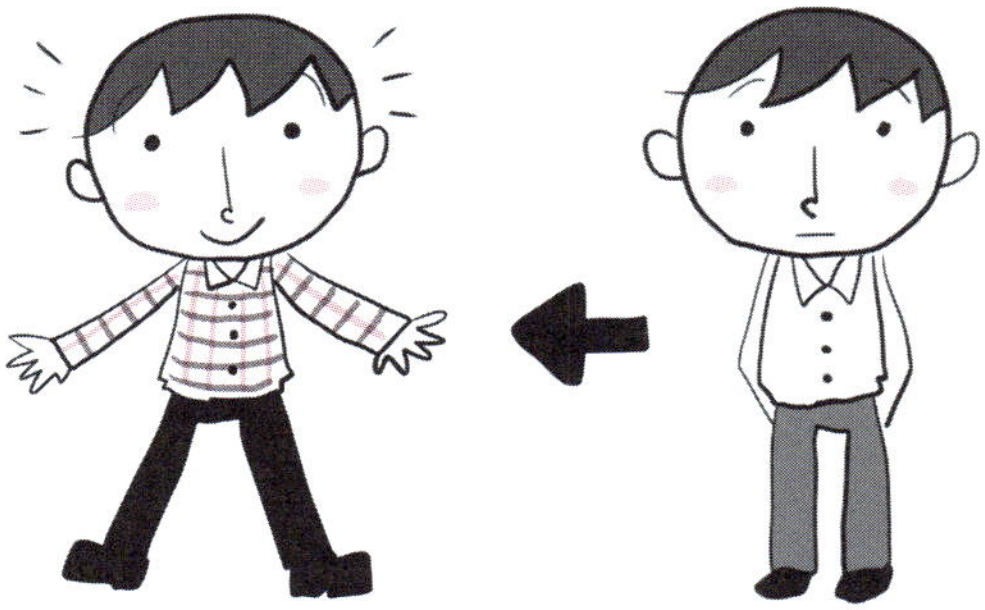

いつもと違う服を着てみたら、
「今日、かっこいいね！」
と言われて嬉しかった

ひとこと

甘い缶コーヒーやジュースを気に入って、1日に何本も飲む人がいます。生活習慣病予備軍になっては困りますから、体重が増えてきたら、それまで好んで飲んでいたものでも、健康のために控えさせる必要があります。

例えば、使ったことのない自動販売機や、いつもと違うお店をあえてすすめて、そこで他の飲み物を選んで買ってみるというのも方法の一つです。この場合、あらかじめ本人に「今日は、別の道を通って行きましょう」「今日は、あのお店で買いましょう」などと伝えておいて実体験をさせると、受け入れやすいと思います。

パターンを変えることで本人が生きやすくなり、家族も暮らしやすくなることがあります。挑戦も時には必要です。

3 子どもへの関わり方、この方法で大丈夫？

余裕がないと、子どもより先回りしてやってしまったり、説明もなく「ダメ！」と言ったりしてしまいます。大人の意図が伝わるように関わっているか、振り返ってみましょう。

療育は心と体と社会をつなぐ

冒頭のエピソードを読んで、子どもが成人に近づくにつれて、「これといって何もしてこなかったけれど、この子はずっとこのままなの？」「目の前のこの子も、こんなふうになっていくのでは？」と不安になるかもしれません。

でも、ご安心ください。子どもの頃に療育をしなかったせいで「困った大人」になるわけではないのです。こうした例は、子ども自身で判断する機会が極端になかったり、教わることがなかった結果、自分本位に物事を決定し続けた、「極端な環境」で育った場合がほとんどです。

そして、その彼らが大人になった今からでも、学び、気づく機会や支援があれば、改善されることが少なくありません。いつから始めても遅すぎることはなく、大人になってからも変わっていけるのです。

もちろん、早い時期から療育をやっておくに越したことはありません。それは、本人が生きやすくなるからです。

「誤学習」「未学習」になっていませんか？

本書では、大人からの関わり方・働きかけ方によって、子どもが誤ったやり方を身につけてしまうことを「誤学習」、また、子どもがまだ知らないこと、学んでこなかったことを「未学習」と定義しています。

例えば、夜になっても寝ない、じっとしていられない、順番を守れない——子どもが困った言動をした時、どのように対応すべきか悩む親は多いです。そして、子どもたちのそうした言動の中には、誤学習や未学習が潜んでいることがあります。

■「夜、なかなか寝ません」

夜遅い時間になっても遊びに夢中で、飛び跳ねて騒いでいます。スマートフォンで動画を見せると静かになり、いつの間にか寝ます。寝るのが遅いので朝は起きられませんが、かわいそうなのでそっとしています。

↓「寝る前には動画を観るものだ（観てもいい）」という誤学習になります。また、画面の光による刺激も受けます。遅くまで寝かせることで睡眠時間は足りても、脳の働きが活発になる朝の時間を逃してしまいます（P51参照）。

■「椅子に座って、じっとしていられません」

とにかく、椅子に座らせると嫌がるので、食事の時も立ったまま食べています。立ちながら食べてもこぼれにくいように、おにぎりにして渡しています。いつかテーブルについて食べられるようになるのでしょうか？

↓食べさせることを優先した結果、「立って食べる（食べてもいい）」という誤学習をしてしまいます（P34参照）。

■「手先が不器用です」

お箸が苦手なので、食事をする時はフォークとスプーンを使っています。目を離すと、スプーンを左手に持って、右手で手づかみをしていることもあり、「スプーンは!?」と怒ってしまいます。手で握って食べるので、よくこぼします。

↓道具をただ握っているだけで、手づかみで食べているという状態が続くと、道具の扱いを誤学習してしまいます。また、箸がうまく使えないのは、まだ手が使えていなかったり、手指を動かす経験が足りないこと（未学習）も考えられます（P122参照）。

■「常に自分本位で一方的です」

友達と遊ぶ時も自分中心で、並ぶ順番も常に1番でないと気がすみません。勝ち負けにもこだわります。他のお子さんには申し訳ないのですが、キレると大変なので、事情を説明して「1番」を譲ってもらうこともあります。

↓「キレたら自分の思い通りになる」と誤学習してしまいます。また、成長するにつれて「譲ってもらえない」ケースのほうが増えてトラブルになります（P119参照）。

親たちは、子どもが困った行動をしていることも、それが続くと本人が将来、学校や社会で苦労するということもわかっています。それでも、正しい関わり方がわからなかったり、日々の忙しさからその場しのぎの対応になってしまったり、「この方法で大丈夫かな？」という不安を持ちながら、子どもたちと向き合っています。

やはり、実際の関わりの中には、「誤学習になる可能性が高い」と感じられるものもあります。でも、どんな親も、はじめはみなさん手探りです。本書の2章で、具体的な方法を紹介しますので、できそうなことから実践してみてください。

コラム

目の前の子どもたちをじっくり観察する

ある児童デイサービスの経営者から、「発達障害のある子に金銭教育をしたいので、相談にのってほしい」という依頼がありました。そこで、「子どもたちの様子や、困っていることを教えてください」と聞いたところ、「発達障害なので、コミュニケーションが苦手で、視線が合いません。触られるのを嫌がる子どもが多いです」と言われました。

早速、子どもの様子を見に行ってみると、「この人、誰～？」と筆者に話しかけてくる子どもや、じーっとこちらを見つめている子、抱きついてくる子もいたりして、事前に聞いた話と大きな差を感じました。

支援者は、子どもをよく理解し、子どもたちの可能性を伸ばすプロであってほしいのですが、研修や専門書で学んだ知識がひとり歩きして、目の前にいる子どもの本来の姿やニーズを把握できていないことがあります。

「発達障害だから……」とステレオタイプな特徴に当てはめて子どもを判断するのではなく、ひとり一人の子どもをよく観察して、その子の弱点を補う方法や得意なことを伸ばすことを考え、ステップアップできるように働きかけてほしいのです。

観察力は、子どもを理解する上での基本です。ポイントとしては、子どもの表情や体温、声のトーン、緊張、呼吸の深さ、視線の向け方、姿勢、言葉づかいなどを注意深く観ることです。

変化を感じた時は、何かのシグナルかもしれません。子どもの日々の状態をよく観察することで、様々な情報が得られます。

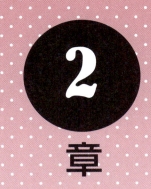

2
章

心を育て、「わかった」「できた」を増やすトレーニング＆療育

この章では、子どもたちが将来、生きていくのに
役立つような取り組みを紹介します。
幼児〜小学生を主な対象としています。
できそうなものから、家庭や教育現場で実践してみてください。

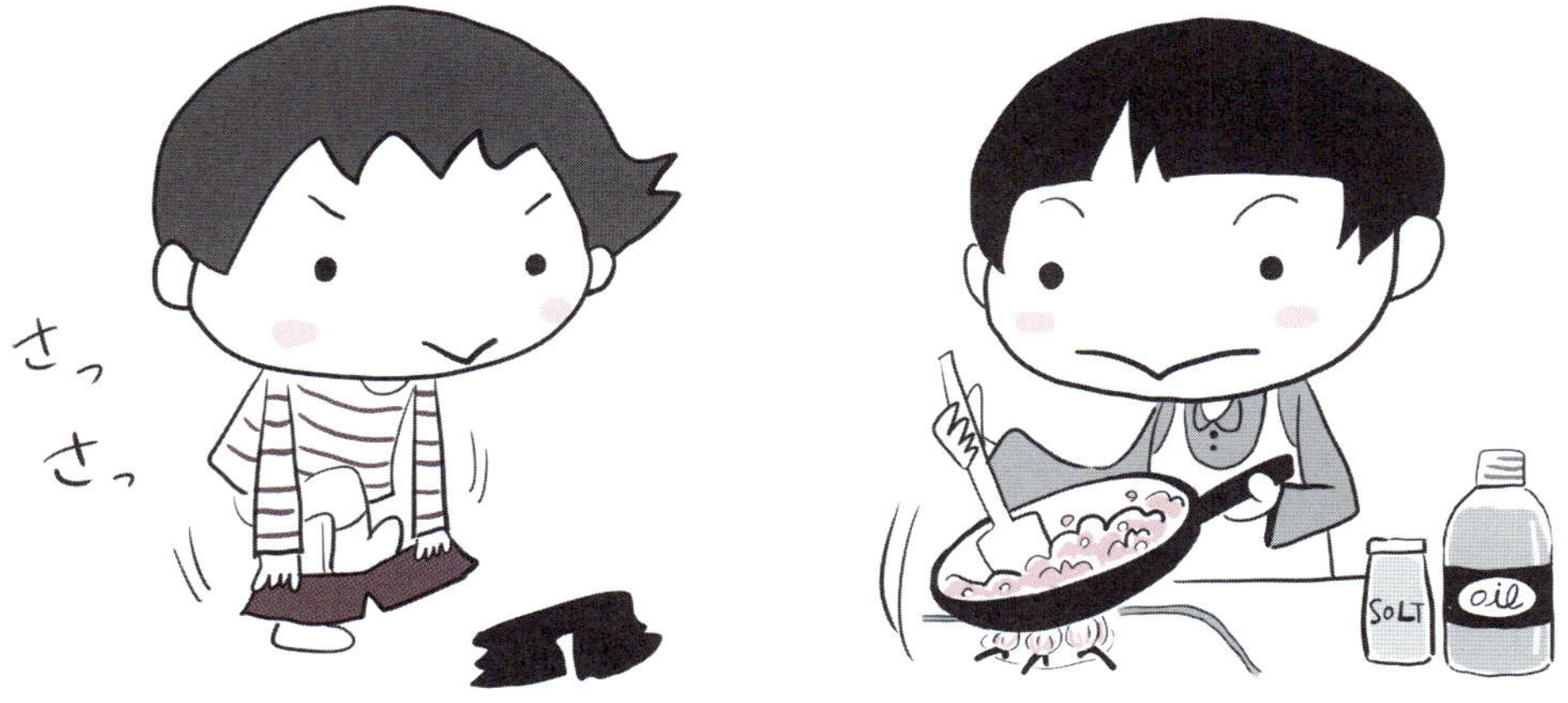

1

「療育」は丁寧な子育て 取り組む時の共通ルール

本章では、子どもたちの学習や生活の基盤をつくる取り組みが登場します。誤学習や未学習を防ぐ、共通するルールから説明します。

筆者は、療育は「方針を持った丁寧な子育て」と考えています。どのような大人になってほしいか目標を持ってより細かい段階に分けて、より時間をかけて、より具体的にわかりやすく行うことを言います。また、単なるテクニックではなく、「心を育てること」を大切にしたいと考えています。2章では、日常的に家庭で取り組める様々な療育の方法をお伝えします。療育を行う際は、子どもの状況に応じた工夫や配慮も必要です。そこで、まずすべての項目に通じるポイントを紹介します。

ポイント① やり直す、繰り返す

一つの課題を行う時、1回2回の挑戦でできる子どももいますが、多くの場合は何度もやり直す過程を経て「できる」ようになっていくでしょう。やり直しや繰り返しは、子どもが飽きてしまったり、何度やってもできなくて投げ出したくなることもあります。**取り組むことそのものを、大いにほめてください。**

「また一つ、賢くなったね」といった声掛けをすると、子どもは**やり直しや繰り返しを肯定的に捉える**ようになります。

ポイント② 我慢の仕方を覚える

子どもが自己中心的な行動をした時には、「我慢すること」を導き、理性を育てなければなりません。その際、頭ごなしに「我慢しなさい」「ちゃんとしなさい」などと漠然とした言葉をかけないように気をつけます。

「今やらなくてはいけないこと」を明確にして、ふるまい方を導いていくのです。

ポイント③
人の指示に合わせる

自分のやり方だけではなく、大人の指示を受け入れて行動することを教えます。指示を受けて実行できた結果をほめることは多いですが、**実行しようとしたタイミングですかさずほめる**のがポイントです。

「できた」「できない」だけの見方ではなく、指示を受け入れて行動できることはもっと大事です。就学した時に先生の話を聞けたり、社会に出てから上司や仲間、サポートしてくれる人などの教えや助言を受け入れたりする姿勢につながるからです。

ポイント④
やり遂げる

課題の途中で「嫌だ」「やりたくない」と言いだすなど、子どもの表面的な言動だけで判断して、安易に取り組みをやめてしまうと本質を見逃すおそれがあります。

本当は、「そのやり方が本人には難しい」とか「どうやったらいいのかわからない」「初めてで不安」「前もできなかった」といった理由があるかもしれません。子どもが**投げ出そうとしている理由を見極め**ながら、やり方を工夫し、環境を見直し、譲らずに一緒に取り組みましょう。

これは子どもにも大人にも簡単なことではありませんが、子どもの思いに触れられて、信頼関係を深めるきっかけにもなります。そして、何よりも達成感につながります。

ポイント⑤
段階的な援助

初めての療育に取り組む時、「これをやってね」と口頭で指示してスムーズにできることなどまずありません。そのため、子どもの状況に合わせて、段階的に援助しながら導きます。

援助の段階は、**「身体を助けて」→「手を添えて」→「やって見せる」→「指さし」→「声掛け」→「見守り」の6つ**です。

課題を始めた当初は、大人による援助の割合が多いですが、それを少しずつ減らして、子どもが一人でできるようになるのが最終目標。大人が援助の手を離していくのは、子どもに自立してもらうためですが、子どもにとっては「不親切なこと」でもあります。子どもが苦労する様子を見ると、周りの大人はつい手伝いたくなるかもしれませんが、それでは自立を阻んでしまうので、ぐっと我慢してください。

また、どこまで手伝いなしでできるか待ってみます。そして、いつでも戻って来られるように待っていることが、自立に向かう子どもへの一番の応援だと思います。

ポイント⑥ 心を育てる

療育の現場で一貫して取り組んでいるのは、課題を通して「人との関係をつくる」ことです。中には、人の気持ちを理解することが難しいと言われる子どももいますが、「ありがとう」「助かったよ」などの言葉を積極的にかけて、心を育てることを忘れないでほしいと思います。

そして最後に、本書で紹介する内容の中には「うちの子には難しいかも……」と感じるものもあるかもしれません。そんな時は、P139の「料理」から取り組んでみてください。というのも、料理には療育を行う上での共通ルールがほぼ網羅されているからです。また、年齢を問わずいつからでも始められます。

それでは、第一歩を踏み出してみましょう！

ひとこと

援助の段階（P33）をふまえて、大人は援助を減らし、子どもに判断力をつけさせていきます。いつまでも傍らで指示を出し続けるのではなく、子どもに任せて「できた」という気持ちを育てていきます。

そして、必ず「ありがとう」という気持ちを伝えましょう。成長に伴って「あてにされる」経験が、将来、仕事を担う姿勢につながります。

子どもはみな、「大きくなりたい」という気持ちを持っています。「自分でやった！」という自信を育てていくためにも、関わる大人は子どもの様子をよく観て、援助の段階を考慮しながら関わり方を工夫してほしいと願っています。

■「援助の６段階」の方法とポイント

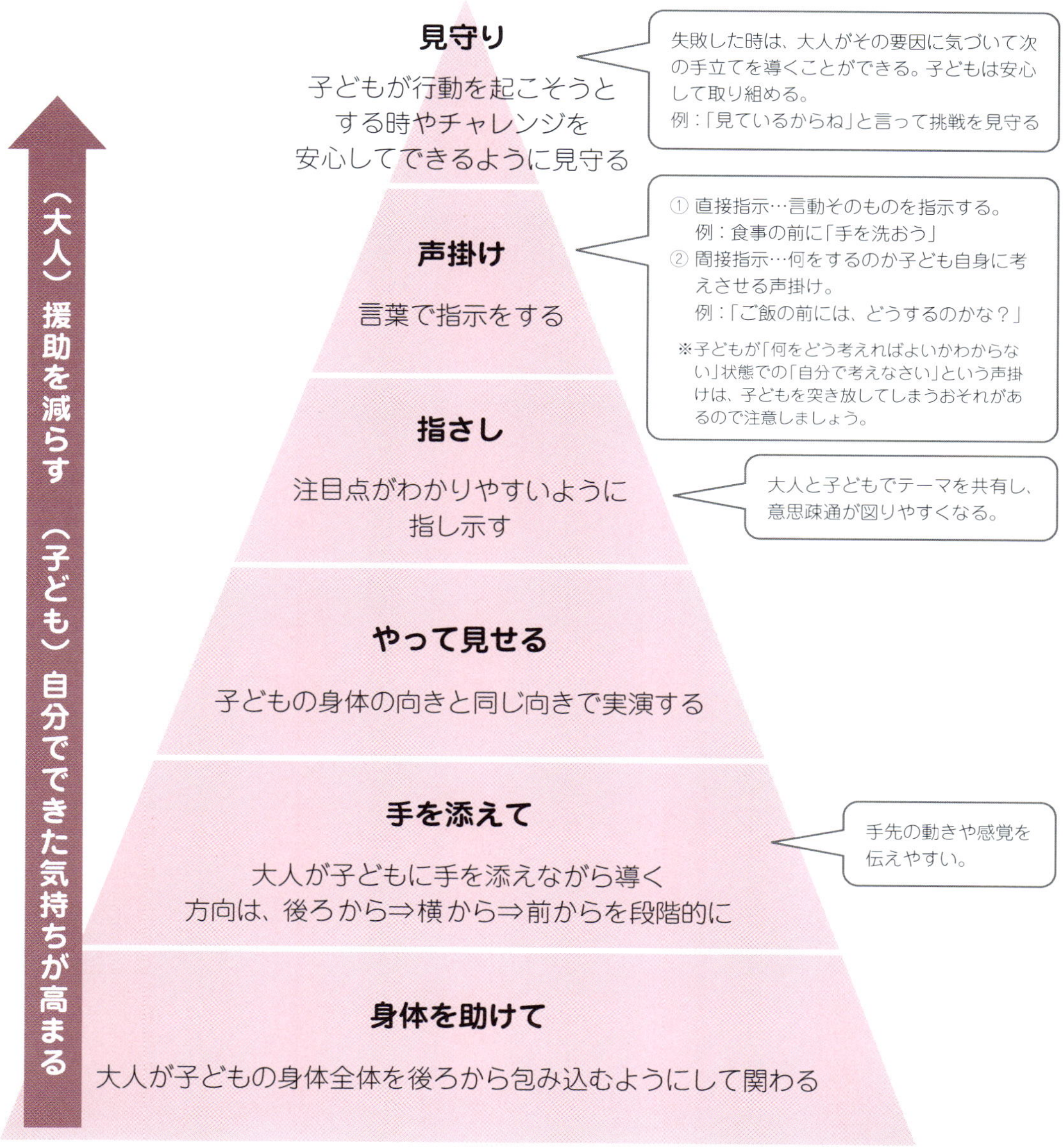
見守り
子どもが行動を起こそうとする時やチャレンジを安心してできるように見守る
失敗した時は、大人がその要因に気づいて次の手立てを導くことができる。子どもは安心して取り組める。
例：「見ているからね」と言って挑戦を見守る
声掛け
言葉で指示をする
① 直接指示…言動そのものを指示する。
例：食事の前に「手を洗おう」
② 間接指示…何をするのか子ども自身に考えさせる声掛け。
例：「ご飯の前には、どうするのかな？」
※子どもが「何をどう考えればよいかわからない」状態での「自分で考えなさい」という声掛けは、子どもを突き放してしまうおそれがあるので注意しましょう。
指さし
注目点がわかりやすいように指し示す
大人と子どもでテーマを共有し、意思疎通が図りやすくなる。
やって見せる
子どもの身体の向きと同じ向きで実演する
手を添えて
大人が子どもに手を添えながら導く
方向は、後ろから⇒横から⇒前からを段階的に
手先の動きや感覚を伝えやすい。
身体を助けて
大人が子どもの身体全体を後ろから包み込むようにして関わる
（大人）援助を減らす　（子ども）自分でできた気持ちが高まる

※ひょうご発達障害者支援センター クローバー『家庭療育支援講座 スタッフマニュアル』をもとに作成（吹き出しの解説は著者）

2 心の構えと学ぶ姿勢

「座って学ぶ」ができると学習がスムーズになる

「座って学ぶ姿勢」ができるようになると、就学してからも学習がしやすくなり、学んだことによって、子ども自身の世界も広がります。

ねらい

学校に通うようになると、集団での学習になります。授業中に座り続けることが必要です。そのために、「座って学ぶ時の姿勢」を身につけるやり方を紹介します。

まずは、構えと学習態勢をつくっていきましょう。椅子に座って課題に向かう時の姿勢、人の話を聞く時に相手へ注意を向ける姿勢を意識させます。「椅子に座るくらい、教えなくても自然にできるだろう」と待つのではなく、積極的に働きかけることが重要です。まずは、大人がお手本になって教えます。

用意するもの

- 折り紙、画用紙とクレヨンや鉛筆、パズルなど、子どもにわかりやすい教材
- 机と椅子

やり方

① 「今から何をするのか」がわかるように導入する。例えば、教材を机の上に置いて、見てわかるようにしながら「(椅子に) 座って、これをやろうね」と誘う。

② 子どもが椅子に座ろうとした時に、すかさずほめる。「すばらしい!」「かっこいいね」「お兄(姉)さんみたいだね」など、その子が嬉しいと感じる言葉をかける。

工夫と配慮

- 椅子と机の高さは、子どもに合ったサイズを選ぶ。椅子は足裏を床につけて安定する高さ、机は自然に肘をつけられる高さがベスト。
- 椅子に座ることに慣れていな

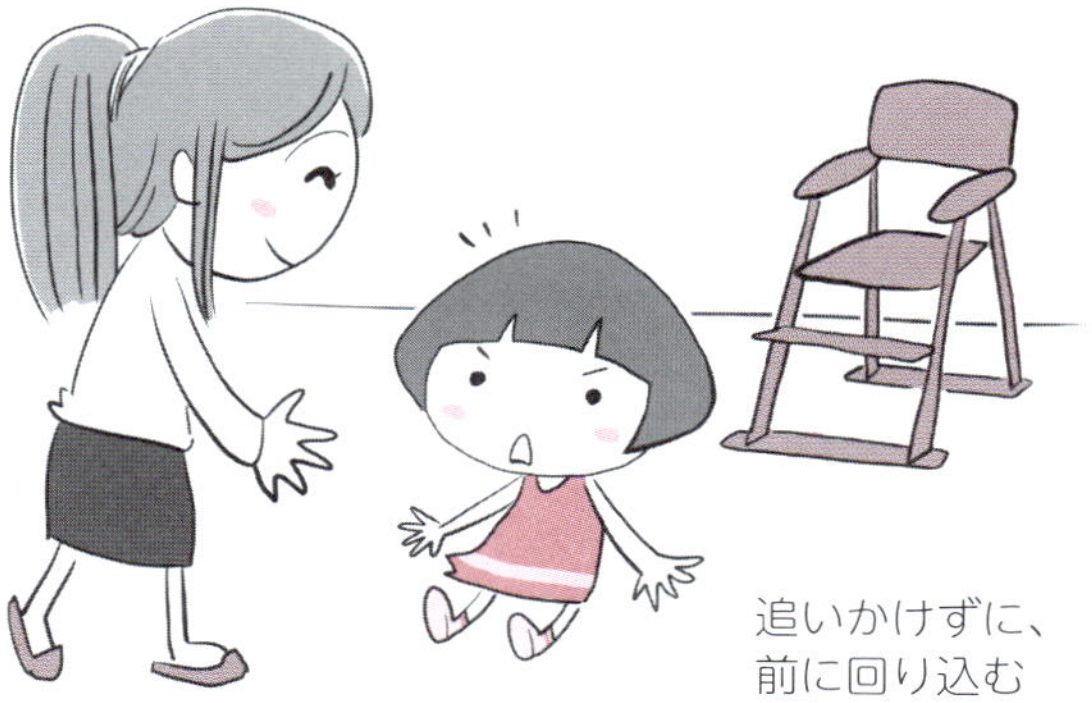
追いかけずに、
前に回り込む

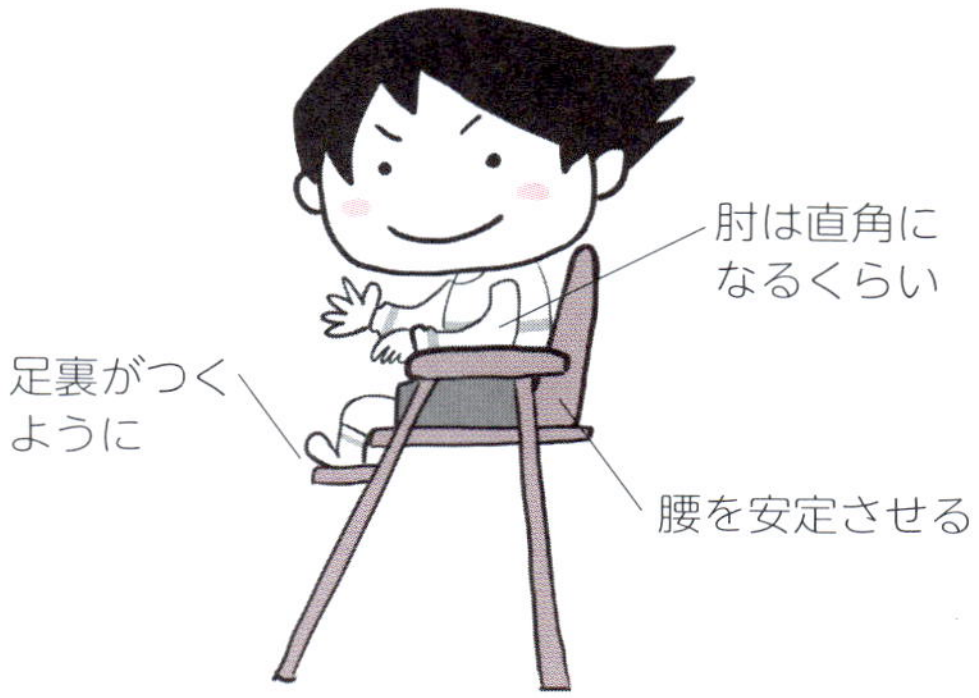
肘は直角に
なるくらい
足裏がつく
ように
腰を安定させる

い場合は、肘掛けのある椅子がおすすめ（子どもをガードし、危険を減らせるため）。

・課題をする時は、テレビやパソコンの電源を切り、周囲の音や視覚の刺激に注意をそがれないようにしておく。

・普段、寝転んでテレビを観るのが癖になっている場合は、椅子に座らせてなるべく姿勢を起こす習慣をつける。ソファは姿勢が崩れやすいので注意。

こんな時はどうする?

Q：子どもが椅子に座るのを嫌がります。

A：まず、座ることが嫌なのか、課題の内容がわかりづらくて嫌がっているのかを、よく観てください。

座ること自体を嫌がって椅子から降りてしまう場合は、後ろから追いかけずに、子どもが戻って来るまで待ちます。もしくは、子どもの前に回り込んで止めて、椅子へ誘導します。大人が子どもを後ろから追いかけ回して座らせていると、「逃げたら追いかけてくれるんだ」と誤学習しやすくなります。

課題の内容がわかりづらい場合は、「何を」「どのくらい」「どのようにするのか」を具体的に伝えます。前にできなかった課題で子どもが意欲をなくしている場合は、援助の量を増やして（P33参照）、一緒にやり遂げるようにしましょう。

また、「嫌がって、かわいそうだから」と、課題を途中で止めると、「やらなくてもいいんだ」と誤学習する可能性があるので、理由を考えて内容を見直したり、やり方を工夫します。

Q：椅子に座っても、一瞬で降りてしまいます。

A：まずは、普段の生活で椅子に座ることを習慣にします。そして、座った状態で最後までできること（絵描き歌など）を増やします。次に、椅子に座って課題を「どこまで」するのか目標を決めます。初めてやる課題は途中に入れ込んだり、援助の量を多くします。

やってみました！

じっと座っているのは苦手だと思っていたのに……

2歳のあずさが初めて療育で課題を行った時、椅子に座らせると泣き出しました。でも先生は、「あずさちゃんは椅子に座ることよりも、初めての状況に強い不安を感じていて、その気持ちを、椅子から立つことで表現しているのだと思います」と説明してくれました。そして、なんとか椅子に座って1回目の課題を修了。

あずさは、1回目の療育で「何をするか」が理解できたようで、2回目からは自分から椅子によじ登るようにして着席しました。その後、自宅でも私と課題に取り組めるようになり、1年後には1時間以上も落ち着いて座って学べるようになったのです。幼稚園に入ってからは、みんなと一緒に座って、絵本や工作を楽しんでいます。

座ってやれた！

太一が5歳の時に、センターに相談へ行きました。先生から「座ってみよう」と声をかけられても、太一は部屋の中をぐるぐると動き回っていました。

まず取り組んだのは、椅子に座って、私と一緒に「折り紙でやっこさんを折る」という課題。はじめは椅子の上でのけ反っていましたが、折り紙の角と角を合わせることだけにして、私が後ろから手を添えて一緒にやりました。家でも毎日繰り返すうちに、太一は「折り紙が終わるまでは座る」と思うようになったみたいで、椅子に座ったまま最後の行程まで折れるようになりました。

この「座って学ぶ」が身についたおかげで、その後、太一は小学校でも6時間の授業をちゃんと座って学べるようになりました。姿勢を保つとともに、「待つ」こともできるようになり、集団での活動に参加しやすくなりました。

3 心の構えと学ぶ姿勢

挨拶をすることで「構え」ができ、気持ちが切り替わる

座って学べるようになったら、学習前の挨拶にも挑戦しましょう。気持ちのよい挨拶は相手に好印象を与えますし、挨拶によって新たな気持ちで課題に取り組めます。

ねらい

椅子に座って課題に取り組む前には、頭を下げて挨拶をしましょう。これによって、「今から学ぶ」というスタートが明確になり、気持ちの切り替えになります。家庭で親子で課題に取り組む時も、挨拶によって時間の流れに区切りをつけることができます。

また、挨拶には「教わる」「教える」という関係を子どもに知らせる意味もあります。大人側も、教えることへの構えをつくれるでしょう。

やり方

①椅子に座る前に、大人と子どもで挨拶をする。背筋を伸ばして、お互いの顔を見てから頭を下げて礼。

②大人が「今から、○○○をします」と言ったら、子どもは「お願いします」と言う（子どもが「お願いします」を言えない場合は、大人が代わりに言うことから始める）。

ポイント

・挨拶の動作を「型」として身につける。

・挨拶のやり方は、大人が子どもの後ろ側に回り込み、子どもの腹部に手を添えて、腹部から身体を曲げるように導く（ひざを曲げたり、首を曲げて頭だけで挨拶することを身につけないようにするため）。

・目を合わせるのが苦手な子どもは、顔周辺を見るように教える。

・はじめは、子どもが少しでも頭を下げようとしたらほめる。

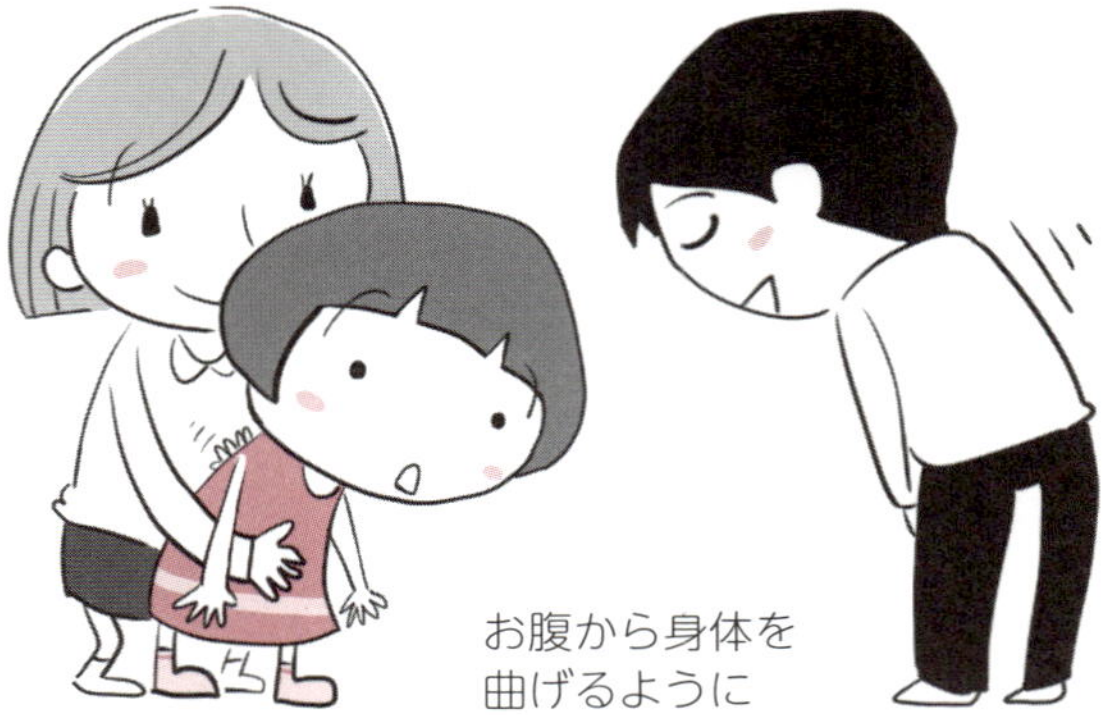

お腹から身体を曲げるように

こんな時はどうする？

Q：挨拶をしません。

A：最初は、大人がやって見せたり、子どもの身体に手を添えて導きます。**「挨拶をするものなんだ」という認識を持たせるところから始めます**。

課題学習の時に限らず、普段の生活でも挨拶が身についていない場合があります。「お願いします」だけでなく、「行ってきます」「いただきます」「おはようございます」などの挨拶を、大人が率先して見せて、お手本になってください。

やってみました！

「型」を覚えたら挨拶できた

幼稚園の登園時に絶対に挨拶をしなかった葵。センターの療育で「座る前の挨拶」に取り組む時も、「葵は手ごわいだろうな」と覚悟していました。しかし、先生が葵のお腹に手を添えながら動作を教えると、意外にもすぐにできるようになりました。それからは、自分から挨拶をするようになったのです。

私は葵に「挨拶すること」を覚えさせるのは正直難しいと思っていました。でも、まず**「やり方」（動き）を「型」で身体に定着させる方法**が、わかりやすかったみたいです。

今も初対面の人に会うと、私の後ろに隠れてしまいますが、「挨拶するよ」とやって見せると、葵もやろうとします。

ひとこと

挨拶を重視するのは、相手に与える印象が大きく変わるからです。先生や友達との出会い、学校や社会での評価にも関わるので、就学までに定着させるようにしています。挨拶が苦手な子には、朝一番の登園・登校もおすすめです。自分から挨拶するよりも、相手を待ち受けるほうが、抵抗感が少なくなります。また、登園・登校時だと、知っている先生でも挨拶できないという子どもの場合は、帰りの挨拶から取り組んでみるのも方法の一つです。

4

心の構えと学ぶ姿勢

「手はひざ」ができると子どもの姿が変わる

「待てる」姿勢を身につけましょう。就学後に集団で学ぶ場面などで役立ちます。

ねらい

椅子に座ったら、手をひざに置いて、「人から学ぶ構え」をつくります。「手はひざ」の姿勢ができると、今後、子どもたちが出会う先生も教えやすくなるでしょう。手をひざに置いていると、机に肘をついたり、背もたれに寄りかかったりすることなく、**姿勢を正しやすくなります**。

また、目の前に教材を出されたり、プリントを配られたりした時に、**衝動的に手を出すことが減ります**。待つことができ、物を見て、考えてから課題に取り組む習慣をつけるねらいもあります。

やり方

①大人が「手はひざ」と声をかけて、手をひざの上に置くことを導く。最初は、大人が手を添えて動きを教え、見本を見せたり、指さししながら、子どもが自分で「手はひざ」ができるようにしていく(P33「援助の6段階」参照)。

②子どもがひざに手を**置こうとしたら**、「すばらしい」「かっこいい」などと、**すかさずほめる**。

③「手はひざ」にしたら、大人は教材などを出す。大人が**「どうぞ」と言ってから触れさせる**。

ポイント

・声掛けだけでできなくても、「手はひざ!」と語気を強めて連呼したりせず、**優しく手を添えて導く**。

・手をひざに置いていない時に教材を出すと、子どもが勝手に触って、大人が「ダメ!」と怒ることになるので、タイミ

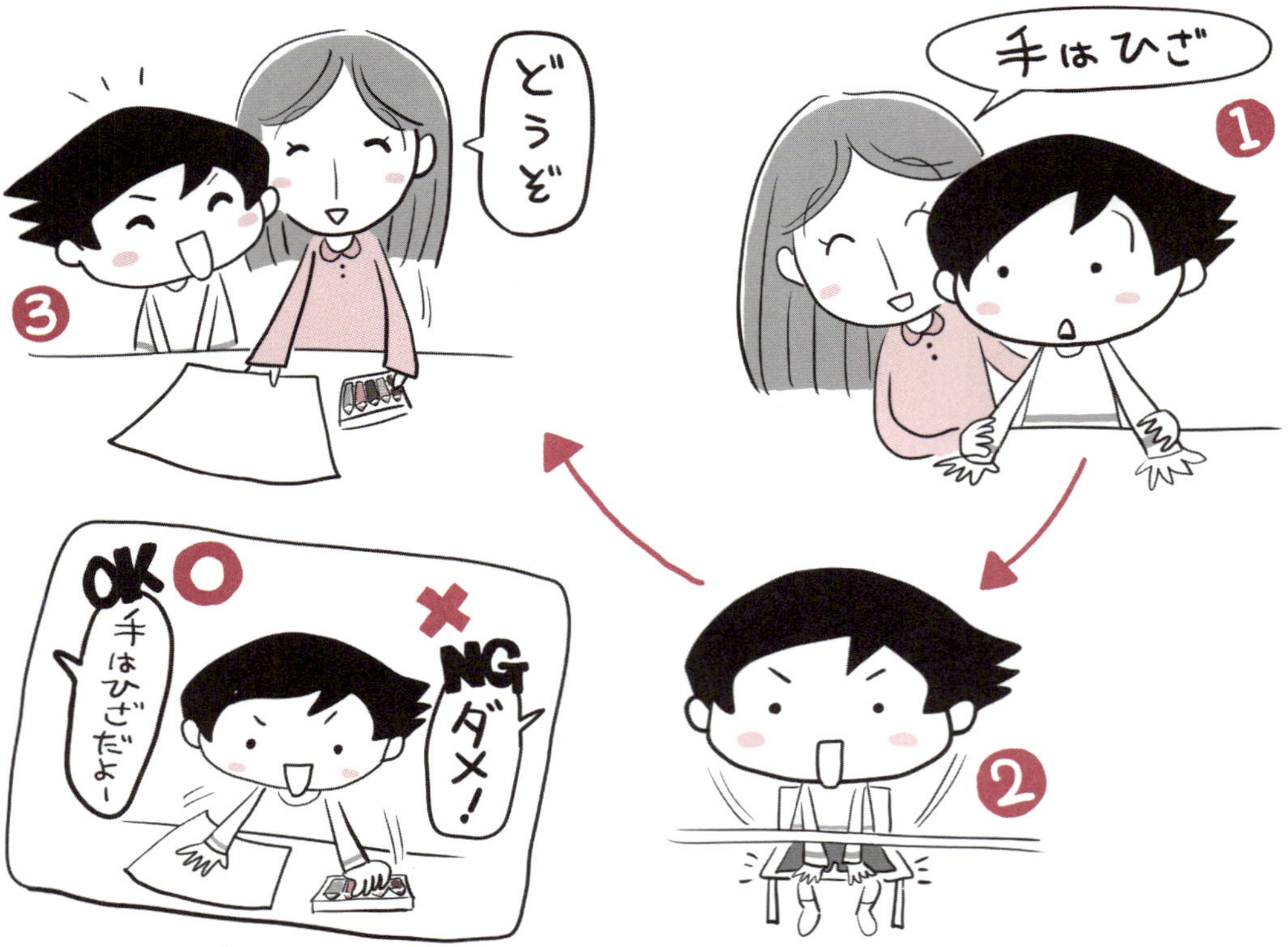

1
手はひざ
2
3
どうぞ
OK
手はひざだよ～
NG
ダメ！

ングには注意。

・課題の合間などは「待つこと」を学べる時間。ちょっとでも手をひざにしていたら大いにほめる。

・ほめ方も、子どもが自分の成長を感じられるように「かっこいい！」「お兄（姉）さんだね」など工夫する。

・子どもが「今何をすればよいのかわからない」という状態で待つ時は、大人が「手は……」とヒントを与えたり、「～まで」と大人が数を数えたりして、手をひざに置くことを伝える。

こんな時はどうする

Q：何度やっても「手はひざ」ができなくて、物に触ってしまいます。

A：はじめは大人が二人1組になって、一人は子どもの後ろから手を添えて、手をひざに置くように導きます。もう一人の大人が「どうぞ」と言ったら、サポートの手をどけて、子どもが物に触れるようにします。「大人の指示によって、触ることができる」と学ばせていきます。

やってみました！

手遊び、独り言が減った

麻帆は課題に取り組む最中も、手遊びと独り言が続く子で、私が「うるさいよ！」と注意しても、なかなか止まりませんでした。

センターに通うようになってからは、待ち時間の「手はひざ」を、先生や私が繰り返し教えました。すると次第に、手をすっとひざの上に置けるようになり、手遊びやおしゃべり、独り言も減ってきたのです。私としては、恐るべし！「手はひざ」でした。

小学校入学前に「手はひざ」をマスター

5歳で療育を始めた仁は、はじめは「手はひざ」の意味がわかりませんでした。教材が机に置かれる前から手を伸ばして触ろうとしたり、大人の指示を聞くことも苦手でした。

先生は、仁の背後から手を添えて動きを介助し、「どうぞ」と言われたら、絵を描いたり、折り紙を折ったりする、という一連の流れを繰り返しました。課題の合間も、後ろから手を添えて「手はひざ」の状態で待たせて、次の教材を出すようにしていました。

ある日、先生が次の課題の教材を用意していた時、椅子に座った仁が、大人の介助を受けることなく、手をひざに置いていました。誇らしげに胸を張って先生のほうを見て「どう？」と言わんばかりの表情。小学校に入ってからも、集団で学ぶことができています。

ひとこと

「触っちゃダメ！」という言い方だと、「どうすればよいのか？」が子どもに伝わりにくくなります。「ダメ」ではなく、「手はひざだよ」という言い方に変えていきましょう。ただ禁止されるよりも、何をすればよいかがわかりやすくなります。

5

生活を整える

「食べる」方法を工夫して偏食を減らそう

子どもの偏食に頭を悩ませる親は多いです。やり方を工夫して「食べること」のチャレンジをしていきましょう。

ねらい

偏食は、栄養が偏るだけでなく、大人になってからも「食べる楽しみ」の幅を狭めてしまいます（成長とともに味覚が変わることもありますが）。

今すぐ偏食をなくすことは難しくても、「食べること」へのチャレンジを、手を変え品を変え続けることで、子どもの意欲を高めましょう。

最初は、食事することを大切にし、子どもが「食べること」に興味を持つように、色々な方法で働きかけます。

やり方

- 子どもに食材を見せる（一緒に買い物をするのもよい）。
- 鍋やホットプレートなど、食卓で調理過程を見せられるメニューにする（火の扱いには注意）。
- キッチンで大人が調理をする様子を子どもに見せたり、調理の過程を体験させる。

▼料理の手伝いが難しい場合は、料理本の写真やレシピ動画を見せる方法でもOK。

- 子どもに料理のお手伝いをさせる（P139「料理」参照）。

▼調理中は、食材が変化する様子を見たり、材料を切る音、炒める音を聞いたり、匂いを嗅いだり、食材を手で触ったり、**五感で味わう**ことができる。

- 調理中に「味見をしてみよう」と小皿に一口分だけ取り分けてすすめる。

▼食べず嫌いの場合でも、**「一口の味見」**は抵抗感が減る。

- 嫌いな食材は、「何が苦手なのか？」（色、味付け、形、食感など）を考えて工夫する。
- 食材の切り方、加工の仕方を

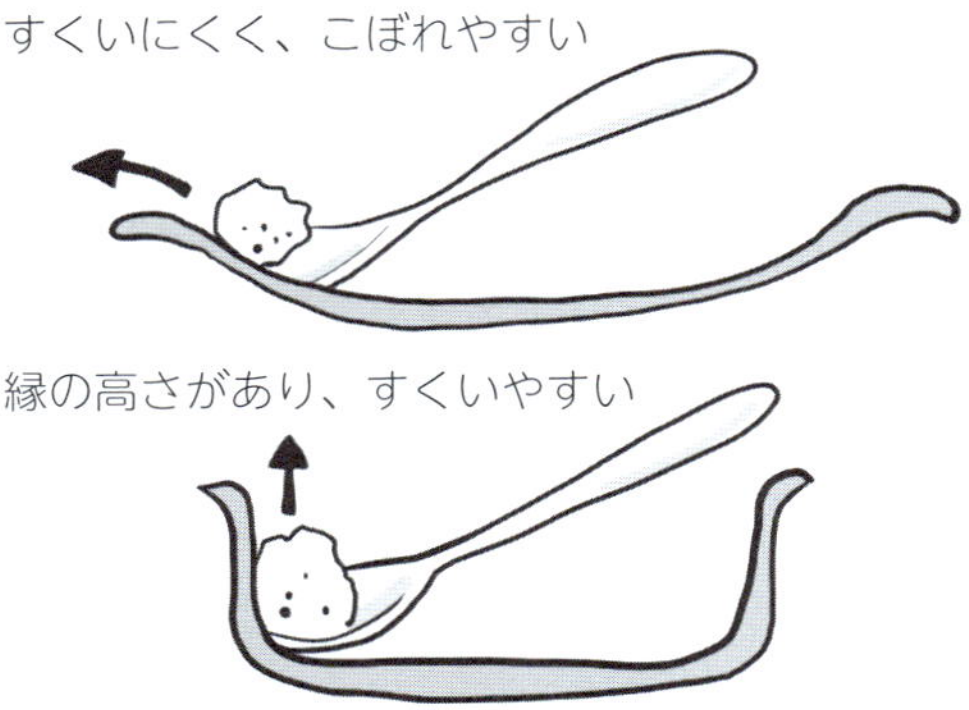

すくいにくく、こぼれやすい
縁の高さがあり、すくいやすい

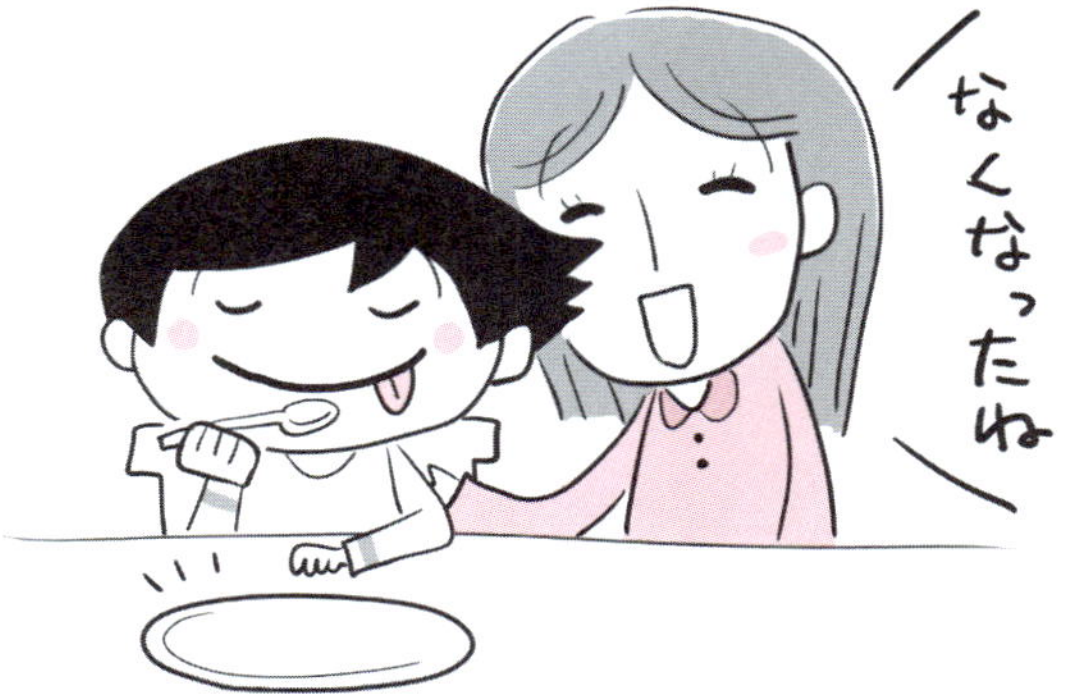

変える。

▼口の中に入れた時の食感が嫌いという子もいるので、すり下ろす、固める、小さく切るなど、食材を変化させてみる。

▼箸で食材を切ることができず、丸呑みしていることがあるので、大きさを一口大にする。

●食器は、食べ物をすくいやすいものを用意する（イラスト参照）。

●箸は子どもの手の大きさに合わせる。それでも使いにくい場合は、食事以外で手先を使う経験を増やす。

●おやつの量を加減して、食事に影響しないようにする。

●身体を使った運動をして、食事の時間にお腹が空くようにする。

工夫と配慮

・「どれだけ食べたらよいのか」を子どもにわかりやすく示すことも重要。まず、一口分を皿に盛りつけ、それを食べられたら「なくなったね」と声をかけ、本来食べさせたい量まで、徐々に盛りつけを増やしていく。

ひとこと

フランス料理のように、最後にデザートがあることを伝えて、一品ずつ出してみてはどうでしょう。何をどのくらい食べればよいのかという「終わり」がわかりやすく、デザートという最後の楽しみもあり、残さず食べられた子がいました。

こんな時はどうする

Q：好きなものだけ食べて、すぐに離席してしまいます。

A：食事の途中で離席しても、大人が後ろから追いかけて食べさせようとする方法は避けましょう。子どもが、「席を離れると、追いかけられて、食べ物を口に入れてくれる」という一連の流れを「食事の方法」として誤学習する場合があります。

　P34の「座って学ぶ」で紹介したように、大人が子どもの前に回り込んで動きを止めて誘導し、席につかせてから食事を再開しましょう。

Q：あっという間に食事を終えてしまいます。

A：食べ終えるのがあまりにも早い場合は、二つの可能性が考えられます。一つは「噛まずに飲み込んでいる」「食べる量が少ない」「特定の物しか食べない」など、食事の仕方そのものに原因があるケース。もう一つはゲームなど他にやりたいことがあって気持ちがそれているケースです。

　まずは、食事を早く終えてしまう原因を見極める必要があります。食事中の姿勢、食べ物を咀嚼《そしゃく》したり飲み込んだりする様子、食器や箸の使い方、子どもの視線（料理に注目しているか、他に気を取られているか）などをよく観てみます。

　また、料理は一人分ずつ取り分けて、本人が何をどのくらい食べたかをわかりやすくしておきましょう。

Q：決まったメーカーの商品しか食べようとしません。

A：市販の商品で特定のメーカーにこだわりがある場合、容器やパッケージと食べ物をセットで認識している可能性があります。食のバリエーションを広げるには、その認識を少しずつでも変えていくことです。

　その食べ物を、できるだけ家庭での手作りに置き換えていきます。手作りであれば、味付けを変えたり、他の具材を追加するなど工夫できるからです。同じ料理でも色々なバリエーションがあることがわかると、他の料理や商品も受け入れられるようになります。

Q：野菜が嫌いで食べません。

A：色や形が認識できるようになると、それまで抵抗なく食べていたものでも、色や形を理由に急に嫌がることがあります。

　この場合、食材の見た目を変えるように調理法を工夫しましょう。例えば、煮込む、細かく刻む、すりつぶすなどで、色や形を変え、「食べる」経験をしていきます。

　他にも、マヨネーズであえる、とろみをつけるなど、食感を変えるのも効果的です。

Q：家ではちゃんと食べるのに、保育園に行くと食べようとしません。

A：「場面」と「食事」をセットで認識している子どももいます。

同じ食材でも、家では食べるのに、場面が変わるとまったく食べないとか、家では食べないのに外では食べるといった場合があります。

　保育園や幼稚園の協力が得られるようなら、家庭での食事に近いメニューにしたり、同じ容器を使ったりすることから始めてみましょう。料理の温かさや食材の大きさも工夫して、家で食べるものも、園で食べるものも同じ「食事」であると認識し、安心できるようにします。

　ある子どもは、取り組み始めて2～3日間は食事をすすめても見るだけでしたが、数日後には一口食べることができ、それ以降は園で出される食事も食べられるようになっていきました。

　場面が変わると、「違う！」と拒みやすいので、「同じもの」とわかるようにしていくとよいでしょう。

やってみました！

家庭菜園のお手伝いで野菜が大好きに！


　大智の野菜嫌いをなんとかしたくて相談しました。先生にアドバイスされたのは、調理の過程を大智に見せること。それからは、「今から○○○を作るよ～」と大智をキッチンに呼ぶようにしました。また、家庭菜園で野菜を育てて、それを収穫・調理する様子も見せました。

　大智は当初、見向きもしませんでしたが、野菜を収穫したり洗ったりする作業を手伝わせ続けました。ある日、収穫した野菜を私がおいしそうに食べて、大智にもすすめてみると、なんと自分から口に入れたのです。今ではすっかり野菜好きになっています。

6 生活を整える
トイレに抵抗がなくなると外出が楽になる

排泄は子どもの健康に関わる重要な行為です。トイレに対して抵抗感や恐怖心を持たず、一人で用を足せるようになる練習をしましょう。

ねらい

トイレに入ることを怖く感じてしまい、なかなかオムツが取れない子どもがいます。また、自宅のトイレでは問題ないのに、外出先など場所が変わったり、便器の形が違ったりすると、出にくくなる場合もあります。

子どもが抵抗感なくトイレに行けるようになると、親子で楽になります。オムツが取れて、子どもが一人でトイレを使えるようになるまで、細かいステップを積み重ねていきましょう。

やり方

①オムツを確認して、排泄した時間を生活表などに記録し、排尿のおおよその間隔を知る。

▼膀胱に尿を溜めていられる時間を確認する。2時間以上間隔が開き始めたら、トイレの練習を開始。

②トイレに誘って、オムツの交換をする。トイレが何をする場所なのかを教え、排泄の着替えは「ここでするんだ」と意識づける。

③便座に座ることを経験させる。好きな歌を歌ったり、数字を数えたりして、(1分間ほど)便座に「座り続ける」ことを繰り返す。

④トイレットペーパーをちぎる量を教える。大人が適量を切り取って見せ、子どもに渡し、次第に切り取ることをさせる。

⑤男児が立って排尿する時には、ズボンの下ろし方やお腹を突き出す姿勢、ペニスを手で持つことも教える。

▼それぞれの動作を別々に経験させておく。トイレ内での練習ではペニスを持つこ

■生活表をつけてみよう

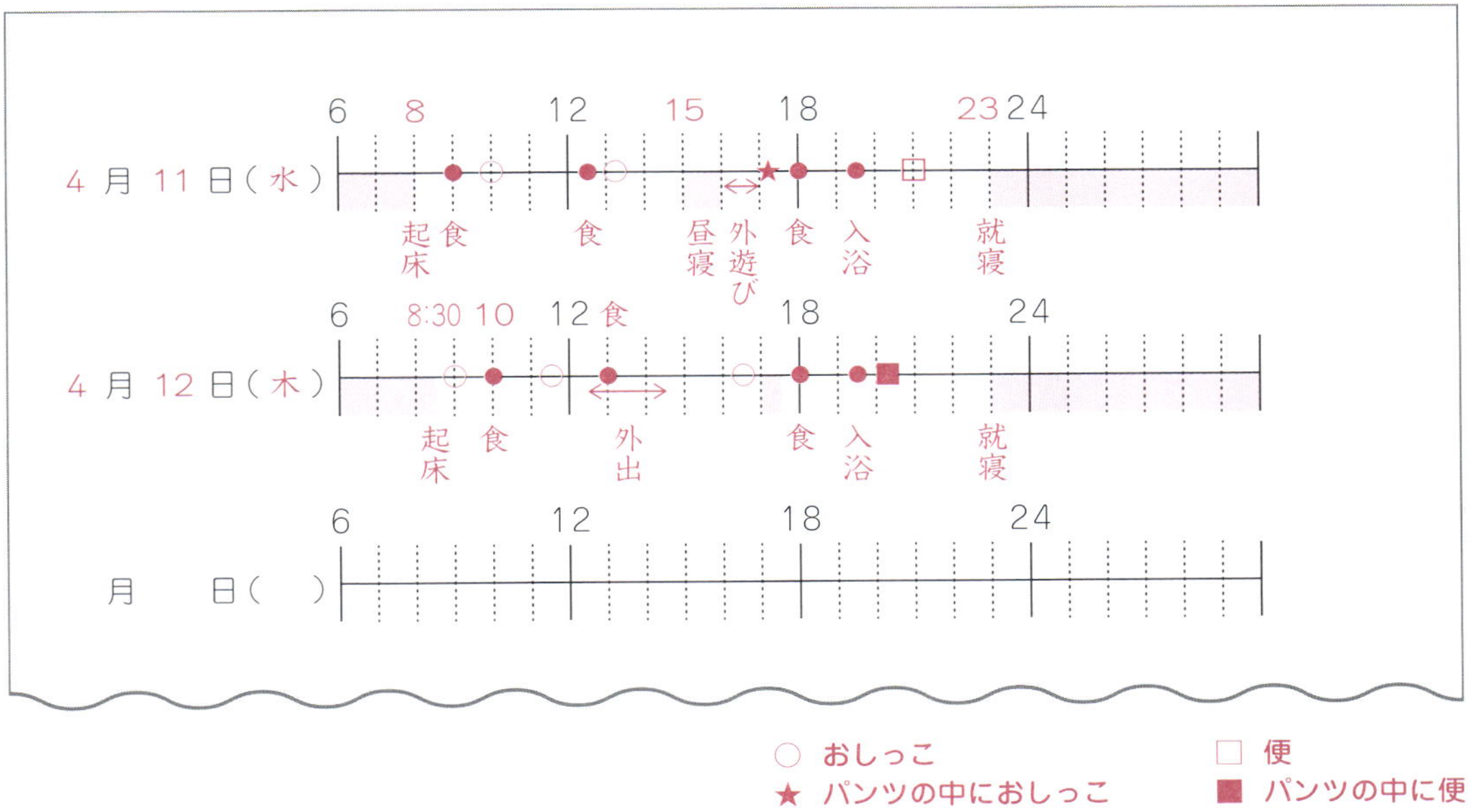

とを教えるが、トイレ以外の場所での練習ではしない。お腹を突き出すポーズは体操のように教えるとわかりやすい。

⑥お尻の拭き方を教える。はじめは手を添えて、「拭き取る」と言いながら一緒に拭いてやり、その後は徐々に援助を減らしていく。

ポイント

・トレーニングを始める前に、子どもの排尿の間隔、排便しやすい時間帯の目安をつかむことが大事。目安がないと、やみくもにトイレへ誘うことになり、子どもを混乱させてしまう場合がある。

・「ご飯の前に」「外へ行った後に」など、子どもがわかりやすい活動の前後にトイレに誘うようにする。切りのよいタイミングでトイレに行く癖がつきやすい。

・トイレの座面が高いとお尻が安定しないので、小さな子どもの場合は踏み台などを使って、足場を安定させる。「便座に座るのが怖い」と思うと、便が出にくくなることもある。腰を支えてあげるのも効果的。

・男児が尿を便器の中にうまく出せない時は、便器の中に的になるようなシールを貼って導くのもおすすめ。

・トイレに入って排泄をしなかった時も、水を流す練習をしたり、手を洗ってタオルで拭いたりして、「場」を認識させる。ズボンやパンツの上げ下ろし、便座に座る、紙でお尻を拭くなど、排泄には様々な動作が含まれており、日常の他のことにもつながる要素が

ひとこと

洋式トイレが普及したとはいえ、外出先によっては和式トイレの場合もあり、相談も多々あります。

和式トイレの使い方を教えることも大事ですが、その前に「しゃがみ座り」ができない、しゃがむと姿勢が不安定になってトイレットペーパーを引き出したり、お尻を拭いたりするのが難しいという子どもがいます。

幼児期から、しゃがむ姿勢をとったり、滑り台の斜面を下から踏ん張って上がるといった運動あそびをすることです。P155の「あひる歩き」も参考にしてください。しゃがむ姿勢ができない子どもには、足首の硬さやバランスのとりづらさが見られます。しゃがんだ姿勢を保持することから取り組みましょう。

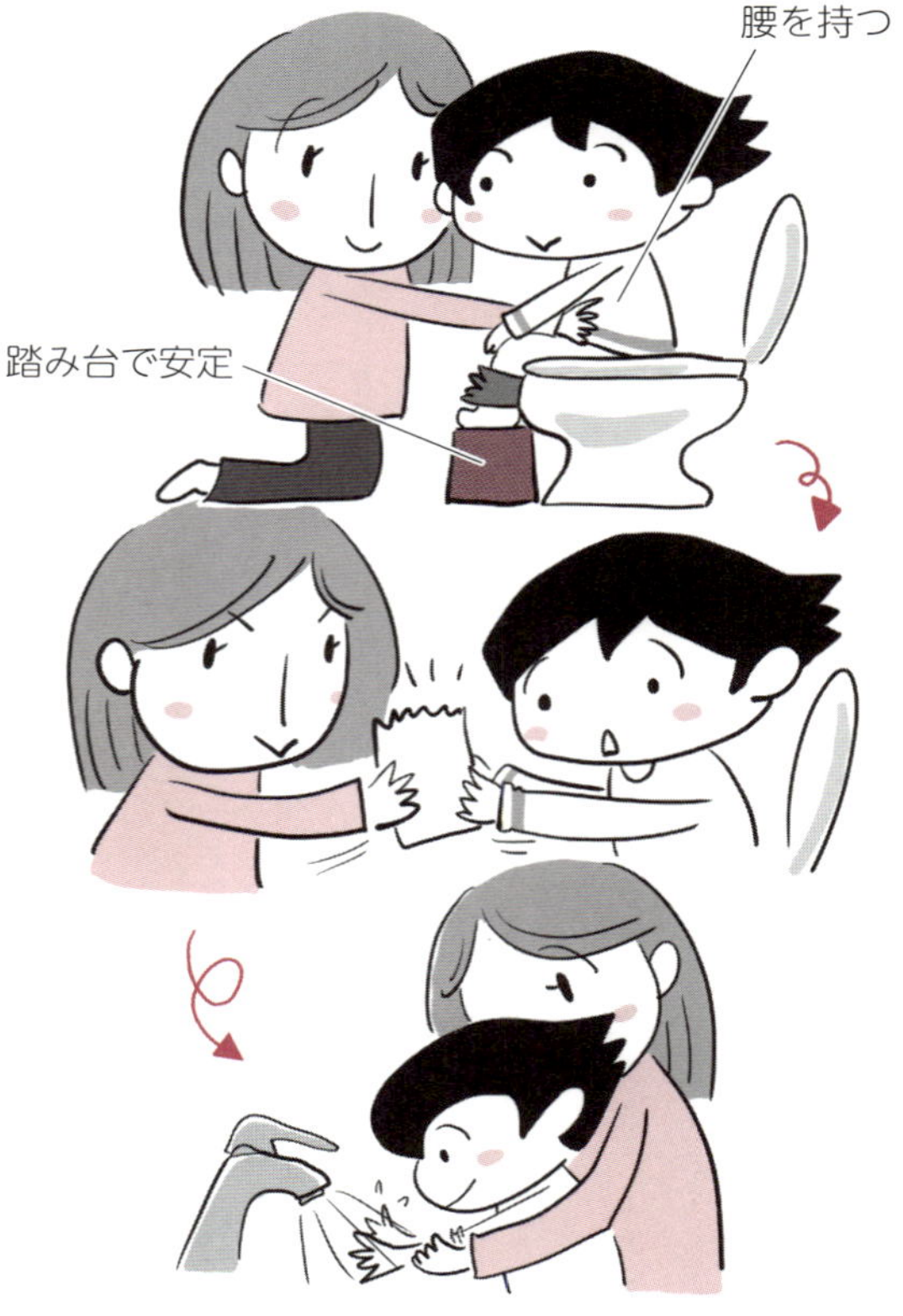

多い。

・機会があれば、自宅以外のトイレも見せるようにする。家の外にもトイレがある（自宅以外でも排泄ができる）ことを意識させるため。

こんな時はどうする？

Q：自分でうまく便を拭き取れません。

A：まず、**「子どもが自分の尻部を認識しているか？」**を確認してみましょう。服を着た状態で、子どものお尻の辺りにシールや付箋を貼り、「お尻のシールを取って」と指示します。「お尻を拭いて」と言われても、「お尻がどこなのか？」がわかっていないと、どこを拭けばいいのかわかりません。

また、汚れを広げるような拭き方をしている場合は、「拭き取る」動作がまだ難しいと思われます。手を丸めたり、お尻からそれてしまうことも多いので、**大人が手を添えて「手の使い方の感覚」を教えることが必要**です。

子どもがうまく拭き取れず、手についた便を近くの壁などにこすりつけてしまうこともあります。排泄に限らず、普段の生活の中で「拭き取る」行為を意識して導きましょう（145ページ参照）。

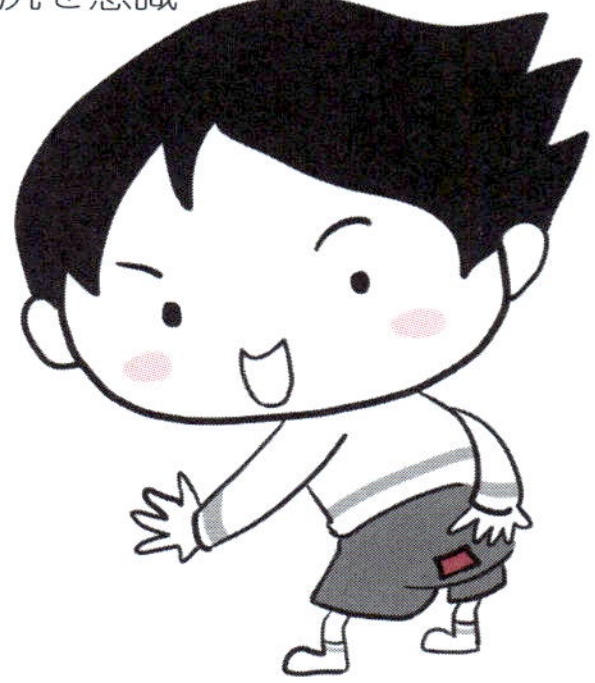
お尻を意識

Q：便座に足を乗せて用を足そうとします。

A：おそらく、以前に経験したことがそのまま定着しています。原因は、足を床に着けて踏ん張れなかった、便座の冷たい感覚に慣れにくかった、などが考えられます。

また、子どもが便座に座る際に、便座の位置が高すぎないでしょうか。座る時に不安定な場合は踏み台などの足場を用意します。便座に座っている時も、足が床にしっかりついていると踏ん張りも移動もしやすくなります。大人が手を添えながら、子どもに座る姿勢をとらせたり、便座の座り方を描いた絵をトイレに貼って見せるようにします。

やってみました！

脱オムツまでの道のり

健太は、オムツの中でしかう

んちができません。便意を感じると部屋の隅に行き、カーテンに隠れて排便。私がトイレに誘っても嫌がります。

そこで、まず生活表をつけて、排便しやすい時間帯を把握するようにしました。オムツの中に便が出たら、一緒にトイレへ行って流し、お尻を拭きます。排便がなくても目安の時間にトイレに誘って、「トイレでは何をするか」を経験させました。また、トイレに踏み台を用意するなど環境も整えました。

ある日、便意をもよおした健太をすぐにトイレへ連れて行くと、少しですが便を出すことができました。嬉しくなって大いにほめると、次からは自分でトイレに座るようになり、オムツを卒業することができました。

子ども自身もできるようになりたい!

私が彰人にオムツを外す練習を始めたのは、3歳7か月の頃。彰人は自分から「おしっこ」も「うんち」も言わないので、ものは試しという気持ちでした。

しかし、何度言い聞かせても変化がなく、度重なる洗濯や掃除に、私はついに爆発。「何でわかってくれへんの?!」と本人に言ってしまったのです。少しずつ焦りも出ていました。

何もわかっていないように見えた彰人ですが、私の叫びを聞くと情けなさそうな表情を浮かべ、黙って涙を流しました。私ははっとして、「この子は、私の気持ちをわかっている。でも、何をどうすればいいのかがわからないんだ」と気づきました。

その後は、振り出しに戻るつもりで、最初のステップから再開しました。言葉で説明するのではなく、手を添えて動きを教えるなど、わかりやすく伝えることを心がけました。すると、2週間もかからないうちに、オムツが外れました。

ひとこと

「もう○歳だから、トイレでできなくちゃ」と焦る気持ちになるのは仕方ないと思います。汚物で家を汚されるのは本当に困ります。でも、本人に「気持ち悪さ」を実感してもらわないと、なかなか前に進めません。付き合う親には、相当の我慢強さが必要です。でも、「身体が健康なら、生まれてから死ぬまで、ずっとオムツの人はいない」そうです。いつかできるようになると思いながら、気長に取り組んでほしいと思います。

7 生活を整える

朝、起きられれば「早く寝なさい!」はいらない

夜は眠りにつく環境を整え、朝はしっかり目覚めることで生活のリズムを作りましょう。子どもの睡眠サイクルを整える方法を紹介します。

ねらい

相談で最も多いのが「睡眠」です。睡眠は脳と身体を休ませます。夜眠れないと親も子も疲弊してしまい、精神的に辛くなってきます。

実は、「早く寝なさい!」は、子どもに伝わりにくい声掛けです。**睡眠で大事なのは、夜に寝かせることよりも、朝に起こすこと**。毎朝一定の時間に脳と身体をしっかり目覚めさせると、リズムができて、夜に眠れることにつながります。

やり方

〈起床〉

①子どもが寝ている部屋の窓を開けて空気を入れ替える。子どもの**ベッドや布団は、なるべく朝の光があたる位置**に。

②子どものお気に入りの音楽があれば、起床時にかける。

③一度目覚めてもぼんやりしている時は、濡れタオルで顔を拭いたり、身体の汗を拭いたりして**皮膚に刺激を与える**。

④布団から出たら、着替えさせる（着替えることで、さらに目覚めを促す）。

ポイント

・前日、子どもが寝ついた時間が遅くても、必ず**一定の時間に起こす**（目安は5時30分～6時）。食事や排泄のリズムも整う。

・「早く起きなさい!」という声掛けを、「(遅ければ親が) 起床や着替えを手伝ってくれる」と誤学習している子、毎日聞かされるので「はい、はい」と聞き流している子もいる。

〈就寝〉

①入浴は、就寝の約1時間前が

望ましい。

②部屋の照明を段階的に暗くしていく。

③就寝時間になったら、布団に入るように誘導する。

ポイント

・寝具は子どもが好む肌触りのものを用意する。

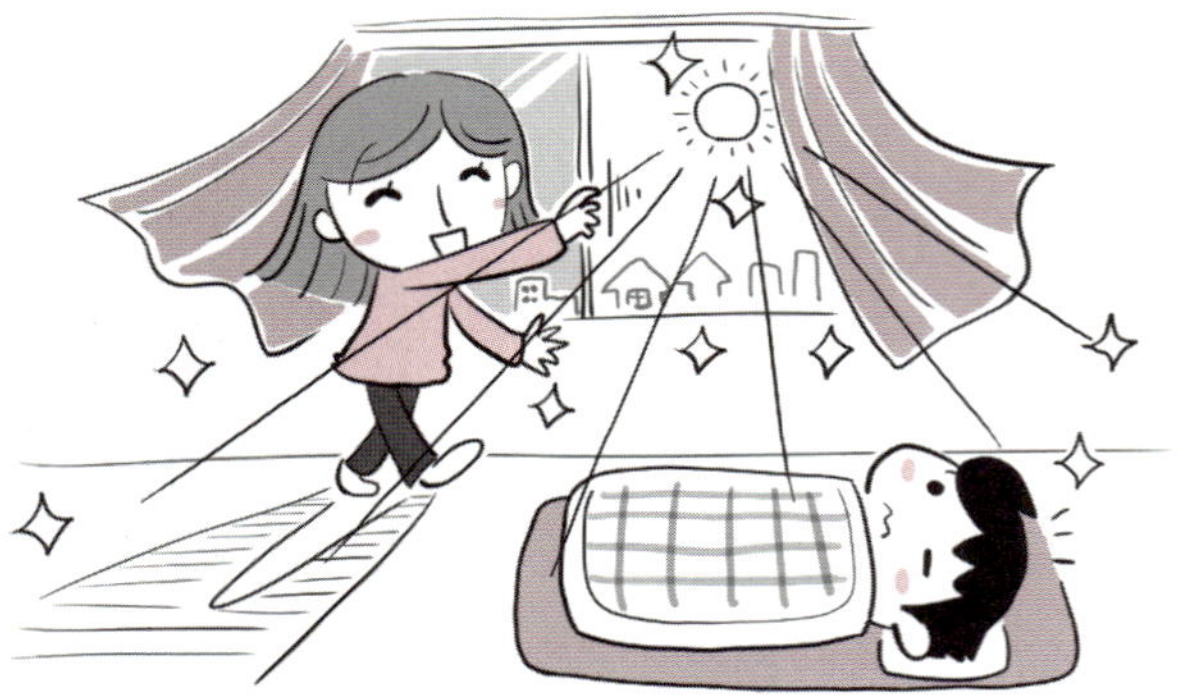

・就寝前のゲームが習慣になっている場合は、読書や本の読み聞かせなどに切り替える。

・夜型の家庭では、遅い時間になっても生活音が聞こえ、照明の影響を受けて、子どもの就寝時間が遅くなる場合も。**大人の生活リズムを整えることも大事**。

こんな時はどうする?

Q：眠りが浅くて、日中も眠そうにしています。かわいそうなので昼寝をさせていますが、やめたほうがいいでしょうか？

A：「かわいそうだから、ちょっと寝かせてあげよう」という親心は、夜の眠りを妨げることにもなります。夜寝るのが遅くなっている場合は、昼寝や夕寝をさせない、する場合も午後3時までにして、深い睡眠にならないように気をつけましょう。昼寝や夕寝で熟睡すると、一日の睡眠リズムが乱れ、子ども自身も睡眠のサイクルが作りにくくなってしまいます。

やってみました！

目覚めやすいベッド

北斗は、昼間にたくさん遊ばせても、夜なかなか寝てくれません。昼間の興奮状態が収まらず、私のほうがへとへとになってしまいます。

先生に相談すると、「日中の活動も大切ですが、朝起こすことに重点を置いてみてください」と、起こし方の手順を教わりました。また、「夜は、『早く寝なさい』は言わなくてもいいです」とも言われました。

朝の光が入る場所にベッドを移動し、寝具も北斗が好きそうな素材に変えました。素材が気に入ったのか、布団に入るのを抵抗しなくなりました。

朝も「起きなさい！」の声掛けはせずに、窓を開けて外気を入れ、北斗の好きな音楽をかけて起床を促しました。

それを続けているうちに、なんと、音楽が鳴ると自分から起きてくるようになりました。

夕寝をやめたら朝起きられた

朝起きるのが苦手で、一人では支度できない杏理のために、着替えはすべて私が手伝っていました。

先生に「生活表をつけてみましょう」と提案されてやってみたところ、私が夕食準備に手を取られる間、杏理はすることがなくて2時間も寝ていることがわかりました。そこで、その時間帯に夕寝をさせないように、お風呂掃除や洗濯ものをたたむお手伝いをさせました。すると、早速、夜寝る時間が2時間早まったのです。

また、起こし方も変えました。決まり文句の「起きなさい！」「早くしなさい！」「お友達が待っているよ」をやめて、朝6時に窓を開けて日光と外気を入れました。すると、いつも家を出る直前までぼんやりして動かなかった杏理が、すっかり目覚めて、自分で着替え、朝食もすませて、時間通りに出発！

しっかり夕寝をしていたことで睡眠リズムが狂い、朝も私が「早くしなさい！」と着替えを手伝うことで、「母親がやってくれる」と勘違いをさせてきたことに気づきました。

ひとこと

「子どもが寝ないので、親子で夜のドライブをしていた」というお父さんがいました。夜のドライブは、夜型の生活をさらに固定するのでやめてもらい、日中の活動を充実させるように伝えました。

朝は決まった時間に起こして登園し、保育中に寝すぎないように、園の先生にも昼寝時間を記録してもらいました。子どもの睡眠環境が改善すると生活リズムも整い、家族も楽になったそうです。

また、服薬が睡眠に関係する場合もあります。薬を処方された時は、睡眠への影響の有無を主治医に確認しましょう。その際、日中の生活内容や睡眠リズムの記録表などを持っていくとよいでしょう。睡眠がとても困難な場合も、医師に相談してください。

8

数字と時計・お金

数の世界へようこそ！数字の並びを覚えよう

「数」がわかると、生活がしやすくなります。その第一歩として、数字を並べていきましょう。数字の形や読み方、順序を覚えることにつながります。

数字1～10並べ

ねらい

1～10の数字カードを、10個の枠内に置いて並べることから始めます。**数字の形や読み方、**そして**1～10の並び順**を記憶させることがねらいです。

用意するもの

- 1～10の数字カード（25㎜×25㎜程度のカードにそれぞれの数字を書いて作る）。
- 厚紙等に30㎜×30㎜の枠を10個書いた紙盤（シート）、もしくは数字カードが入るサイズの小箱10個を貼り合わせたもの。枠内に鉛筆で1～10の数字を書く。

やり方

〈数字と読み方〉

①机の上に紙盤と数字カードを置く。数字カードは1～10の順番通りに並べる。

②子どもの後ろ側から手を添えて、「1」のカードを「1」の枠内に置かせる。

③**子どもがカードを置いた瞬間に大人が「いち」と言う**。

④同様に、「2」「3」……と順番通りに「10」のカードまで枠内に置かせる（その都度「に」「さん」……と声に出す）。

▼**数字と音声の一致**が目的。

〈数字合わせ〉

①数字カードを、紙盤や小箱から離れたところに1枚置く。子どもはそれを取ってきて紙盤に置く（位置が近いと、数字カードをよく見ないまま置いてしまうため）。

②数字カードの枚数を増やし、子どもに**カードを選ばせて**枠

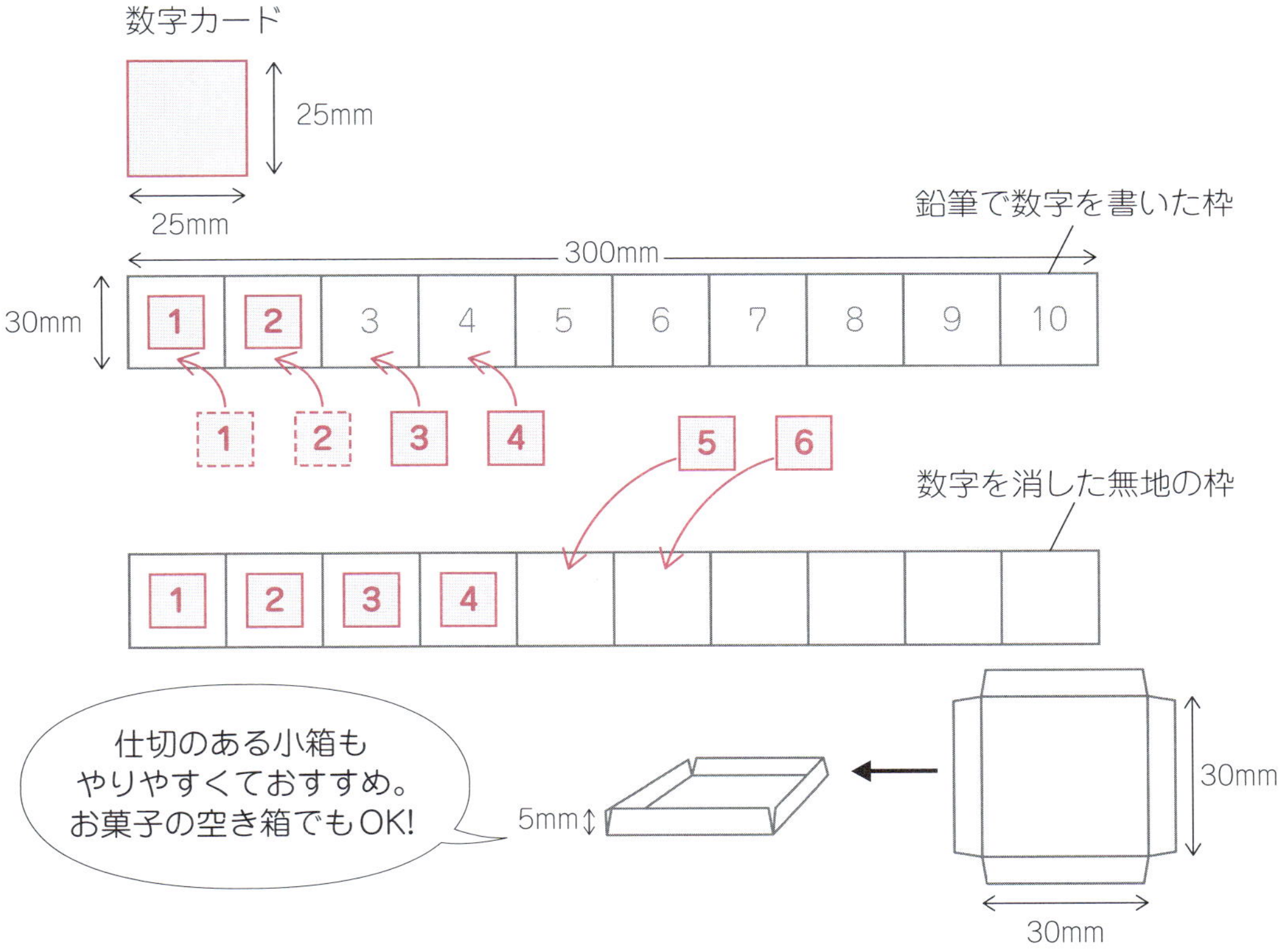

内に置かせる。

③数字合わせができたら、紙盤や小箱に書いた数字を消した無地の状態で、やってみる。

工夫と配慮

- 仕切りがある小箱を使うと、並べたカードが崩れにくい。
- 枠線を引いた紙の上にカードを置く場合は、**カードが枠からはみ出さないように置く**ように指示する（線の意識にもつながる）。
- 子どもが、カードを置く場所がわからない時は、紙盤（小箱）の数字を「指さし」してヒントを与える。
- 間違えた場合は、「違う!」とは言わずに、カードをそっと小箱から取り出して、子どもに再度考えさせる。
- 10枚の数字カードを入れ終えたら、子どもと一緒に「できました」と言って、**報告すること**を教える（P113参照）。

ひとこと

「数の概念」を教えるのはとても難しいことです。はじめのうちは、教えようとするのではなく、数字を並べて「見て覚える」ことを意識しましょう。子どもたちが数と出合い、数の世界への道が拓けることを願っています。

こんな時はどうする?

Q：数字カードを読み聞かせても、小箱の数字と合わせることができません。親が子どもの手に添えて置かせてもいいですか？

A：例えば、数字カードの「3」を「さん」と読むことが、はじめはわかりにくいものです。大人が「『さん』はどこ!?」などと強く言わないようにしましょう。子どもがわかりづらそうだなと思ったら、大人が後ろから手を添えてカードを置かせてもかまいません。子どもは、置いた瞬間にその数字を見ます。そこで「さん」と言うことで、音と数字が一致しやすくなります。

数字100並べ

ねらい

1〜100の数字カードを並べることで、100までの数の並びを記憶させます。

1〜10、11〜20……と、カードを10枚ずつ並べることで、「1〜10の並び」を繰り返し見るようになる点がポイントです。

やり方

①「数字1〜10並べ」と同じ要領で、1〜100の数字カードと、100マスの枠線を引いた紙盤（または小箱）を用意する（枠や小箱は10個×10列で作る）。

②数字カードを子どもの**利き手側に**順番通りに並べ、そのまま紙盤（小箱）に置かせる。

③「数字1〜10並べ」の〈**数字合わせ**〉や〈**数字と読み方**〉と同じ要領で、100までの数字を並べる。

工夫と配慮

・数字は左から右に並べる。

・**カードは利き手だけで扱い**、もう片方の手で紙盤や小箱を押さえる。

・子どもがカードを置いた瞬間に、大人が数字を言う。目で見て認識するだけでなく、耳からも聞かせて、数唱と数字を一致させる。

・子どもが紙盤（小箱）を手で

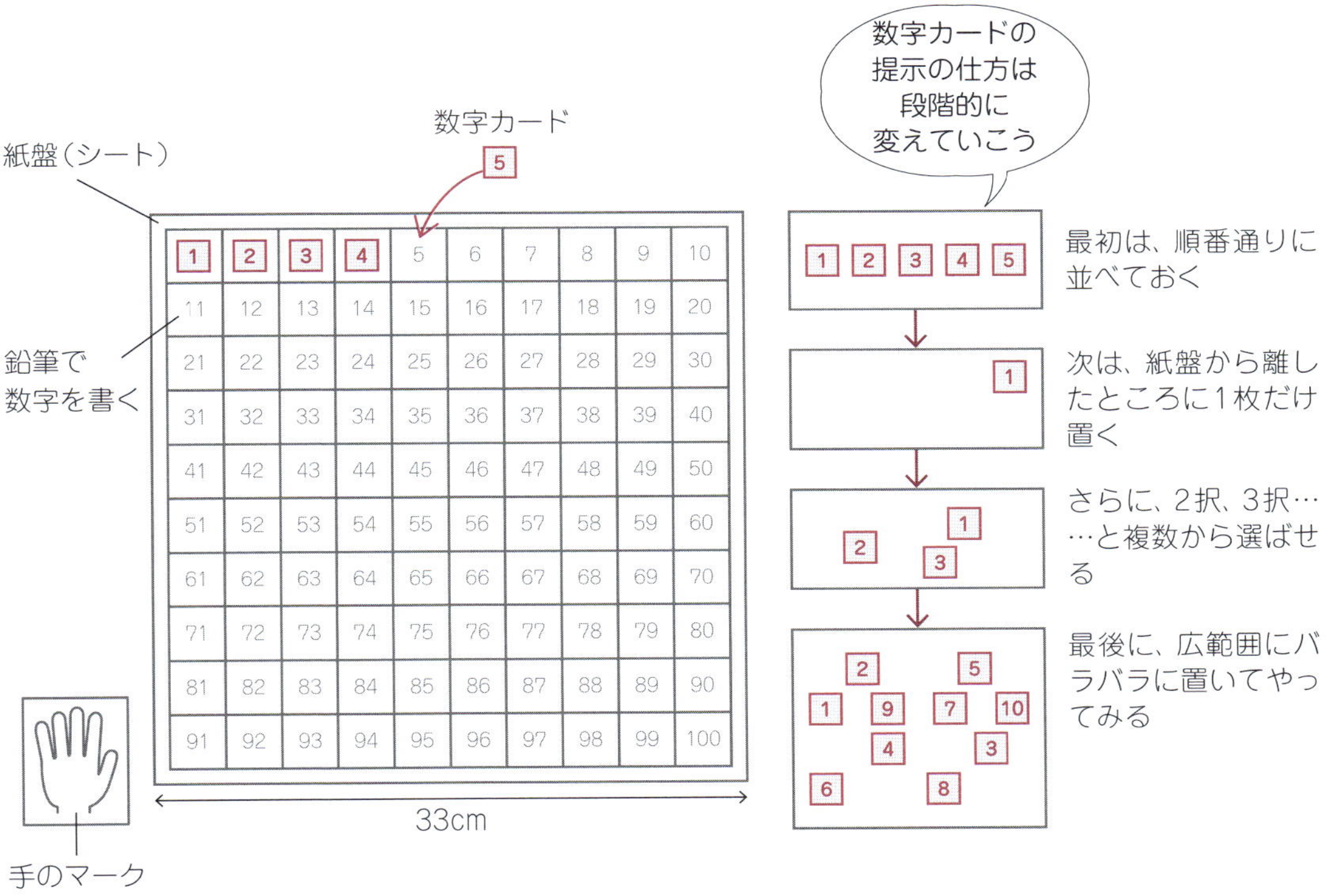

押さえるのを忘れてしまう時は、手の形のカードを横に貼って目印にする（「手は!?」など強い声掛けはしない）。

こんな時はどうする？

Q：子どもが自分で数字を言いたがるようになりました。

A：子ども自身で数字を読み上げることはよいことです。ただし、間違えて言う場合は、適切な読み方を覚えるまで、大人が読んでいきましょう。

Q：数字を枠に入れるのは早いのですが、間違えることも多いです。

A：早く置こうとして数字カードをよく見ずに選んでいることがあります。一旦、「手はひざ」（P39参照）にするなど一呼吸入れて、再度探すように促しましょう。

数字がまだ見えていないことも考えられるので、大人があらかじめ順番通りに並べておいてあげて、**「できた！」という実感を得やすくする**ことも大切です。

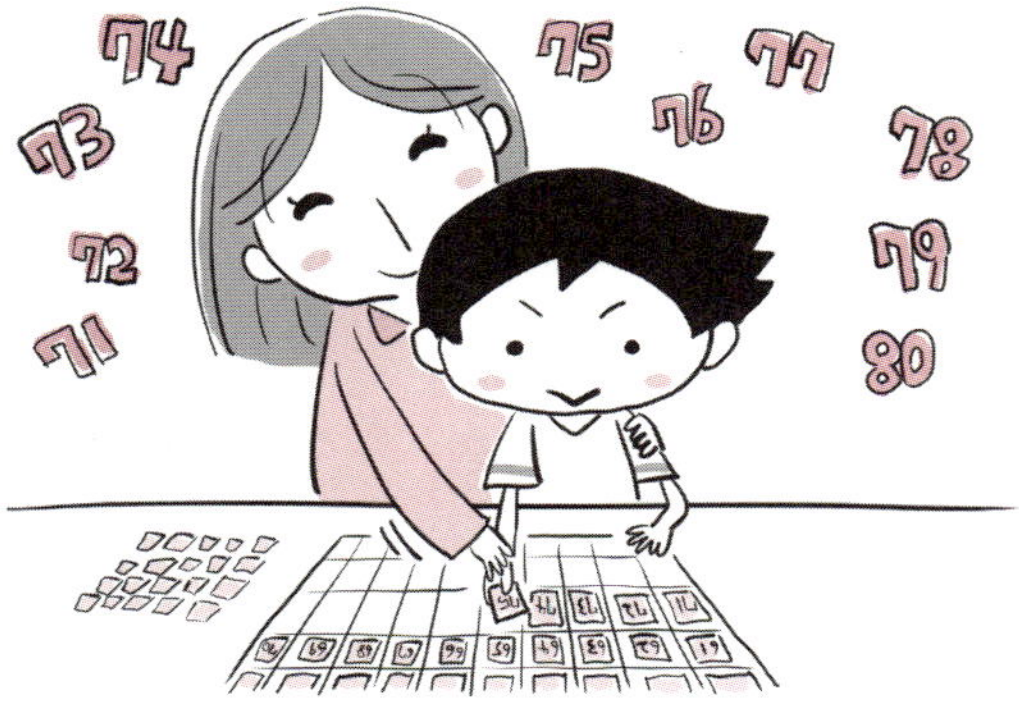

コラム

「数字並べ」で身につくこと

数字100並べは、数字の順番がわかるようになることが主な目的ですが、他にもたくさんの意味があります。

①学習姿勢が身につく

学習中は着席して学ぶものだ、ということが身につきます。「100まで」という明確な「終わり」があるので、それまで座って並べることが習慣になります。

また、カードをつまんで置くことは、指先の細かな動きの練習につながり、鉛筆や消しゴムなどの適切な持ち方の基本となります。紙盤を手で押さえることは、プリント課題などで紙をしっかり押さえながら書いたりできることにつながります。

①順番飛ばしをしない

普段の生活の中で、行列に横入りをしたり、友達同士の順番を守らない子どもに「順番ですよ」と注意することがあると思います。

ですが、そもそも「順番」の意味がわかっていない場合があります。「順番」を教えるためにも、100並べでは順番通りにカードを置くことを重要視しています。

②線や列からはみ出さない

「線からはみ出さないように数字カードを置きましょう」という指示は、歩道や駅のホームなどで「線から出ない」というルールを守ることになります。

線はいわば「社会性」です。立ち入り禁止の場所や、生活の中での「線」を認識させるためにも、100並べで枠をはみ出さないようにカードを置くように意識します。指先で線をなぞらせて、目で見てわかるようにし、時には大人が手を添えて一緒に位置を微調整することも行い、「線の中に入れる」ことを教えます。

9

数字と時計・お金

「数の大きさ」を視覚でとらえるタイルで「1対1対応」

見た目で数量がわかりやすく、手で触ったりできるタイルで、数の大小や規則性などを、徐々に気づかせていきます。

ねらい

タイル「1」を数字「1」として対応(1対1対応)させながら、「数字」と「量」を一致させていきます。

1~10タイルの作り方

①カラーの工作用紙(黄緑色がおすすめ)を使って、「1」を1㎝角として、1~10までのタイルを3セット作る(2は1㎝角が2個分、3は1㎝角が3個分となる)。

▼工作用紙の裏面のマス目にそって切ると簡単。

②1~10のタイル(1セット)を台紙(縦1.5㎝×横13㎝)に貼り付けて「数字タイルカード」を作る。

③残った2セットの1~10のタイルのうち、1セットはタイル1個分ずつ線を引く(5のかたまりのところは太線)。

④もう1セットは、5個のかたまりで太線を引き、6個目以降に1個分ずつ線を引く。

⑤③と④の同じ数のタイル同士を貼り合わせる。

⑥「数字タイルカード」を置く紙盤(シート)(縦10㎝×横30㎝)を、工作用紙で10枚作る。

⑦タイルの上に置ける小さな積み木や硬貨などを用意する。

やり方

①紙盤を10枚並べる。その上に「数字1~10並べ」で使った1~10の「数字カード」を置いていく。

②「数字カード」と同じ数の「数字タイルカード」を置く。

③「数字タイルカード」の下に同じ数の **作り方** ⑤のタイル(貼り合わせ)を置く。

④タイル(貼り合わせ)の上に、

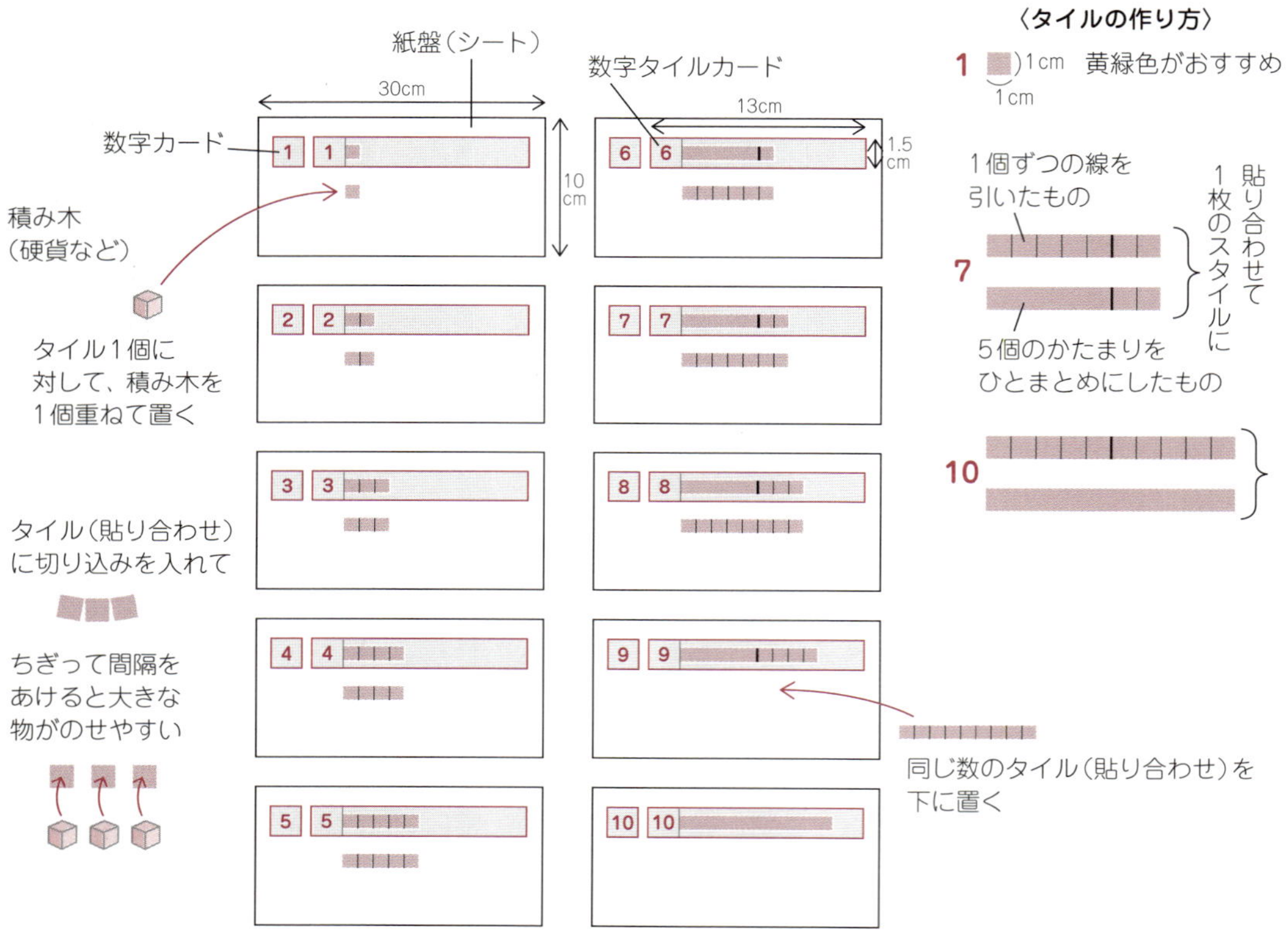

同じ数だけ積み木（硬貨）をのせる。（例えば3個なら「いち、に、さん」と数を言いながら、1個ずつ置いていく）。

工夫と配慮

・**やり方**③でタイル（貼り合わせ）を置く前に、数字タイルカードの上にタイルをのせてみる（マッチングさせる）とよりわかりやすい。

・タイル（貼り合わせ）と積み木の大きさに差があって置きにくい場合は、タイルを1個ずつに切り分け（切込みを入れておいて、子どもと一緒にちぎる）、間隔をあけて並べる。

こんな時はどうする？

Q：タイルをそろえて置けません。

A：置くほうのタイルを作る際に、紙を数枚貼り合わせて厚くすると、扱いやすくなります。また、子どもの後ろから手を添えて、大人が一緒に置いてもかまいません。手先がまだ上手に使えなくても、「ぴったり合う」ことは目で見てわかります。

数の学習としてだけでなく、手先の練習の機会だと思って、ほめながらやってください。脱いだ靴をそろえることなどにも、つながっていきます。

Q：子どもが数字カードになかなか興味を持ちません。

A：「置くこと」だけを進めます。置くことが、数を認識する始まりなのです。電車が好きな子どもには、「電車が並びました」などと言って、1両、2両と車両を並べるように置いていきます。整然と並ぶ様を一緒に楽しみながら取り組みましょう。

やってみました！

それでも数を教える理由

娘の中で、「1」という数字と、「1個」という量が一致していないことに気づくまで、「何で『一つ』がわからないの？」と、私のほうが泣いていました。子どもにとって「数の概念」がいかに理解しにくく、教える手間と時間と根気が必要なのか、身に染みてわかりました。

それでも、タイルを置いて学ぶことが、時計やお金の理解にもつながると信じてやり続けました。1～10の数がわかるようになってきた娘は、「番号」もわかるようになり、「読めた」「わかった」という経験を繰り返すことで、「時計」に興味を持つようになりました。

ひとこと

「マッチング」は「組み合わせること」ですが、本書では「ぴったりとそろえて置くこと」を言います。

「同じ」という言葉の意味がわからなくても、数字やタイルをマッチングできることは、「同じ／違う」を区別しているということです。「マッチング」と「分ける」ことで区別ができれば、この後の項目に出てくる文字（ひらがな）の理解にもつながっていきます。

また、タイルは、数字と量の関係を目で見てわかる形にしたものですが、言葉でやりとりをしなくても導くことができます。丸型のものなどは、10以上の数になると読み取りにくくなりますが、正方形のタイルは水分量などを表す時にも適していて、先々の学習で一貫して用いることができるのが利点です。

10

数字と時計・お金

1〜10のタイルを3回並べて、「位」の理解につなげよう

2桁の数をタイルで並べていくことで、十進法の仕組みを視覚的に理解しやすくなります。

ねらい

子どもは「12」を「じゅうに」ではなく、「いち、に」と読むことがあります。数の**十進法の仕組み**を、30までタイルを並べることで、わかるようにしていきます。

30まで並べるのは、1〜10を置く流れを3回繰り返すことで、**2桁の数字と量**に気づかせるためです。また、30までの数がわかると、カレンダーの数字の読み取りにもつながります。

用意するもの

①工作用紙で1〜30のタイルを作る。タイルは、10ごとに折り返した形状になる（例えば12なら、1列目に10個、2列目に2個並べた形）。

②1〜30のタイルを置く紙盤（シート）を作る。A3サイズ以上のボール紙に、タイルを置くための枠線を引く。1〜10、11〜20、21〜30を3段に分けて配置（数字の並びは左から右）。各タイルと同じサイズの下地をグレーの工作用紙などで作り、枠内に貼り付け、1〜30の数字を鉛筆で書き入れる。

やり方

①紙盤の数字の部分（1〜10）に、数字カードを置かせる。

②1〜10のタイルを、紙盤の下地にそって置かせる。

③11〜20、21〜30も①②の手順で行う。

▼タイルを置く時に「10と2は12」と言いながら置くと、十進法の理解につながる。

④次からは2枚のタイルを提示して、子どもに正しいほうを

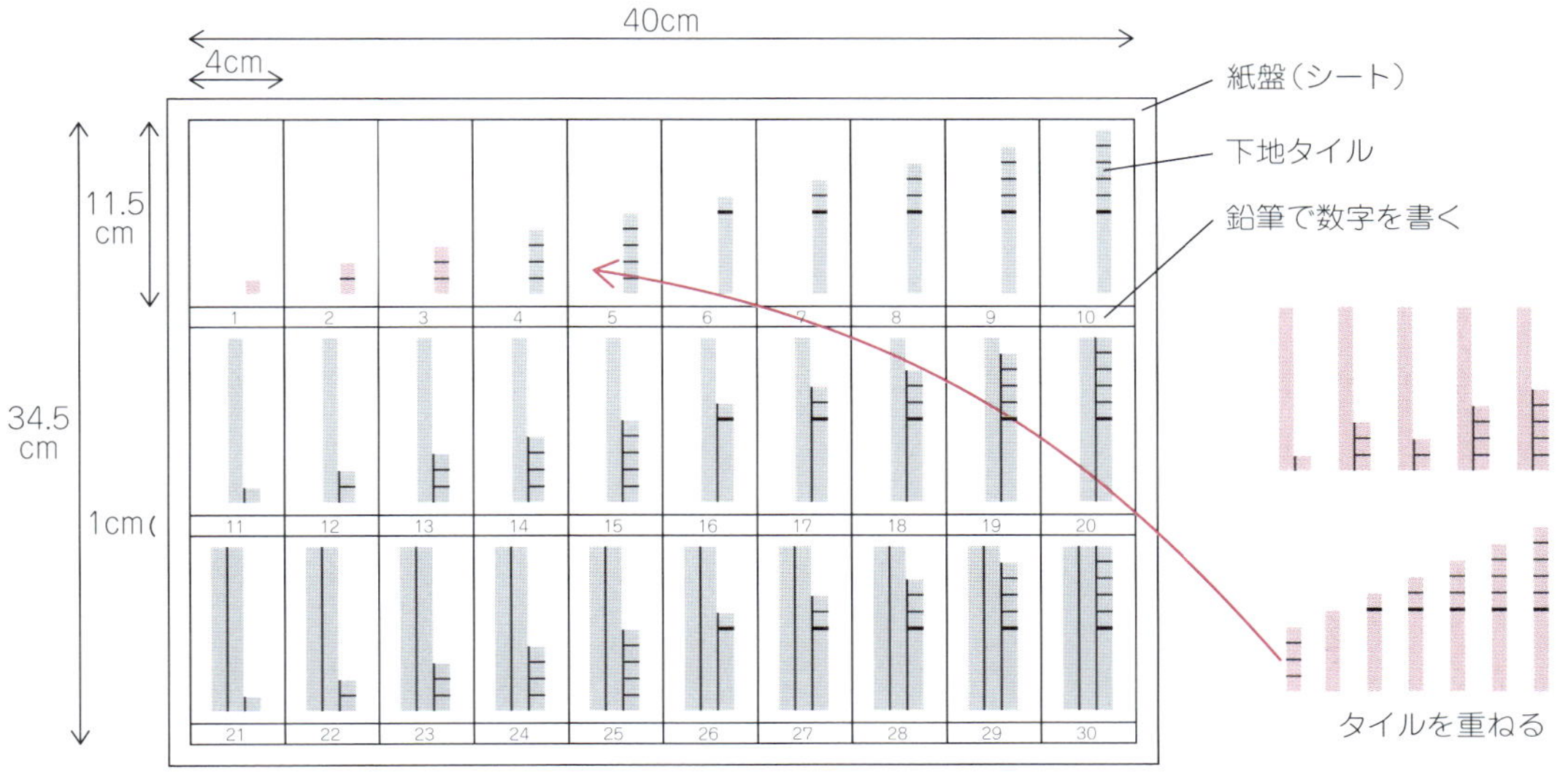
40cm
4cm
11.5 cm
34.5 cm
1cm
紙盤（シート）
下地タイル
鉛筆で数字を書く
1 2 3 4 5 6 7 8 9 10
11 12 13 14 15 16 17 18 19 20
21 22 23 24 25 26 27 28 29 30
タイルを重ねる

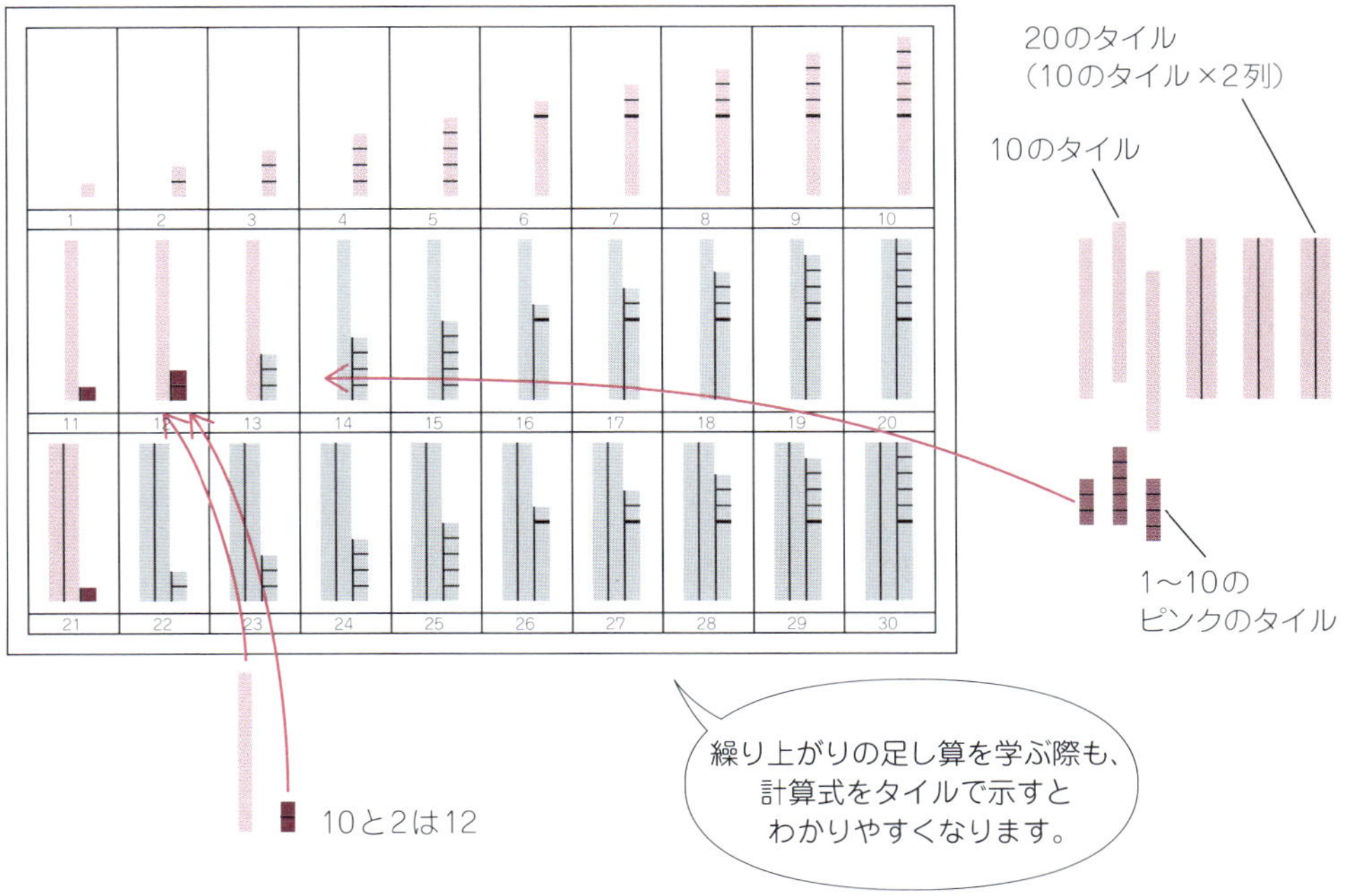
1 2 3 4 5 6 7 8 9 10
11 12 13 14 15 16 17 18 19 20
21 22 23 24 25 26 27 28 29 30
20のタイル
（10のタイル×2列）
10のタイル
1～10の
ピンクのタイル
10と2は12
繰り上がりの足し算を学ぶ際も、
計算式をタイルで示すと
わかりやすくなります。

選ばせて、置かせる。3枚、4枚と選択肢を増やし、見比べて判断する力をつける。

工夫と配慮

・タイルがつまみにくい子どもには、工作用紙を2枚貼り合わせて、厚みのあるタイルを作る。

やってみました！

嘘のように覚えてくれた

このタイルに出合った時、「なんてすごいものがあるんだろう！」とびっくりしました。教材が大きすぎず、小さすぎず、机のサイズにぴったり合っていることにも驚きました。

このタイルは10のかたまりが見てわかるので、子どもが小学校に入った時に算数を教える際にも大活躍しました。タイルを使うと、繰り上がりの足し算が嘘のようにスーッと入っていくのです。

〈一の位の色を変えて〉

やり方

①黄緑色の10タイルと20タイル（10タイルが2列くっついたもの）をそれぞれ10本ずつ作る。また、ピンクの工作用紙で一の位に置く1～10のタイルを2セット作る。

②黄緑色の10タイルとピンクの1～10のタイルを組み合わせて、紙盤の11～20の行に並べる。同様に、黄緑色の20タイルとピンクの1～10タイルを21～30の行に並べる（P63の図参照）。

▼一の位（1桁）の色を変えることで「位」を意識させ、2桁の数の量を視覚的に捉え、十進法の仕組みの理解につなげる。

〈スタンプで絵タイルに〉

●子どもに1タイルに1個ずつスタンプを押させる。

▼1マスずつ押す作業によって、数を実感しやすくなる。

▼お気に入りのスタンプを使うと、子どもも楽しく作業できる。

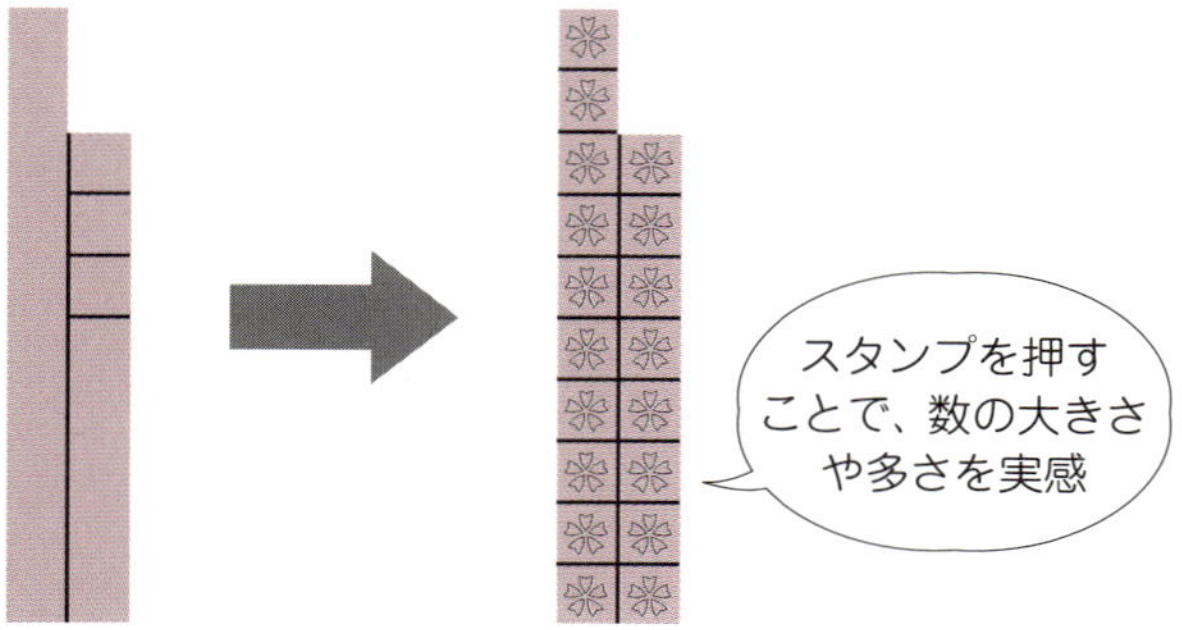
スタンプを押すことで、数の大きさや多さを実感

11

数字と時計・お金

30までのタイルを並べて「長さ」につなげる

1〜30並べで、タイルの「長い」「短い」を実感しましょう。さらに、「長さ」は「時計」の理解へとつながります。

ねらい

今度は、1〜30のタイルが1列に並びます。すべて一直線のタイルなので、見比べたり、並べてみて「あれ？ 短い」などと実感しながら、タイルの長さや多さに気づかせます。

1〜30タイル(縦長型)の作り方

①1〜10のタイルと同じ要領で、工作用紙を使って1〜30のタイルを作る（1は1㎝角で、30は1㎝×30㎝）。5や10のかたまりで太線を引き、その中は1マスごとの区切りを入れない。（P66の図参照）

②縦長の30までのタイルを置く紙盤（シート）をボール紙で作る。グレーの工作用紙などで①と同じ1〜30のタイルを作り、下地として紙盤に貼って、1〜30の数字を鉛筆で書き入れる。

やり方

①紙盤の数字の部分（1〜10）に、数字カードを置かせる。

②1〜10のタイルを、紙盤の下地にそって置かせる。子どもには、数字カード「1」の上には1タイル、「2」の上には2タイルと、同じ数のタイルを置くように指示する。

③「10」までできたら、11〜20、さらに21〜30の順で進む。

工夫と配慮

・最初はタイルを紙盤の横に、順番通りに並べておき、子どもはその順に紙盤に並べて置くだけにする。

・次に、タイルを2択、3択、4択にして提示し、見分ける力をつける。

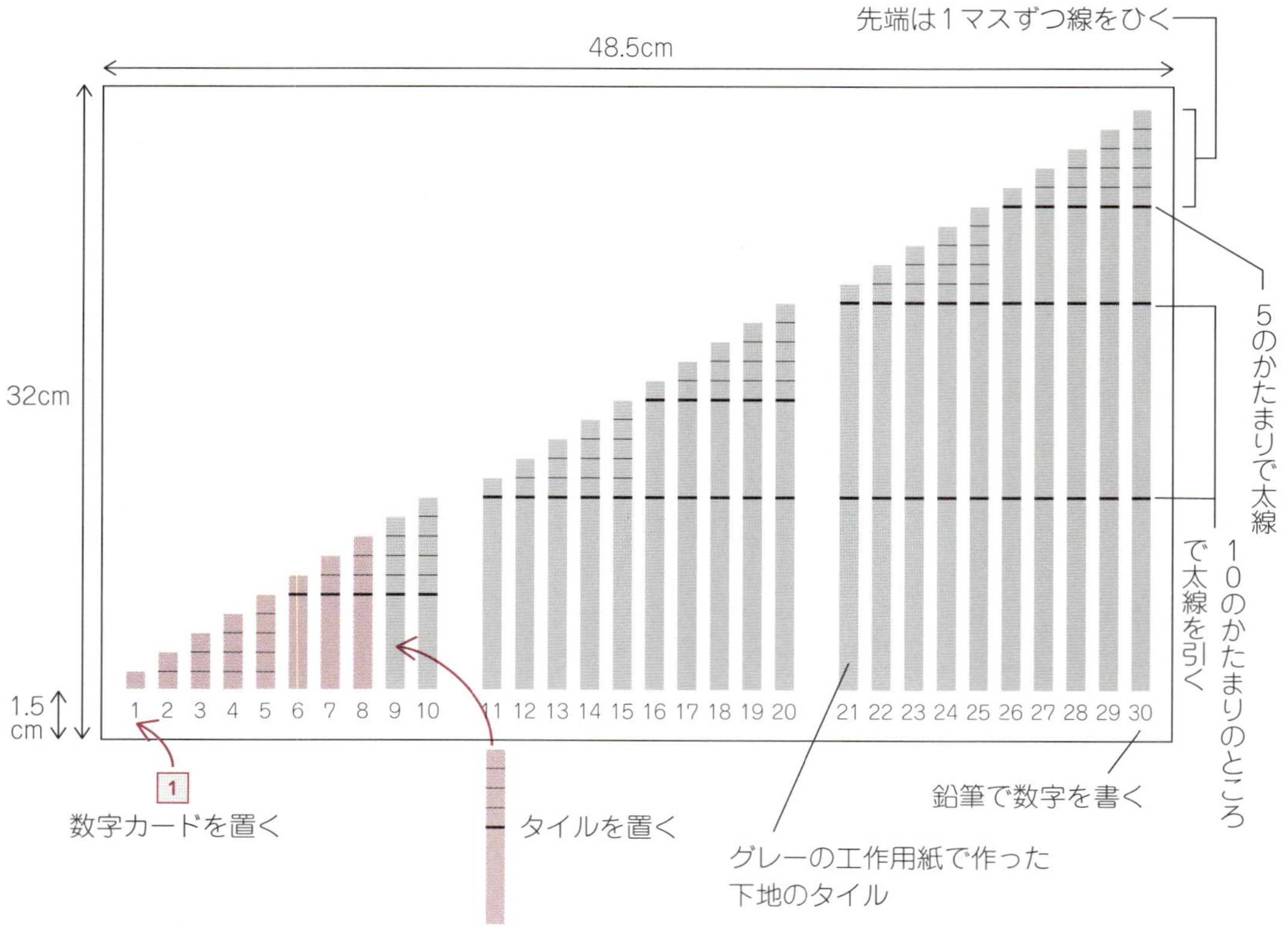
先端は１マスずつ線をひく
48.5cm
32cm
1.5
cm
1 2 3 4 5 6 7 8 9 10 11 12 13 14 15 16 17 18 19 20 21 22 23 24 25 26 27 28 29 30
5のかたまりで太線
10のかたまりのところで太線を引く
1
数字カードを置く
タイルを置く
グレーの工作用紙で作った
下地のタイル
鉛筆で数字を書く

だんだん
長くなっていくね

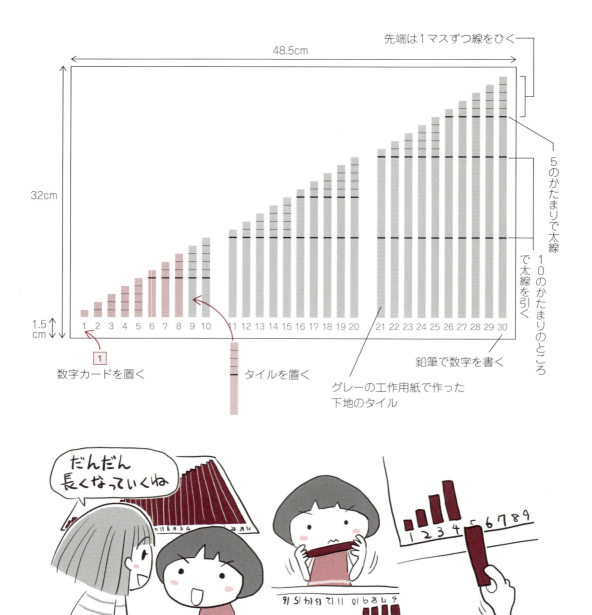

12

数字と時計・お金

100タイル並べで「お金」の理解につなげよう

100タイル並べで、タイルに「お金」を対応させて、お金の価値を学んでいくことができます。

ねらい

100タイル並べは、100まで並べることで、その数の大きさを実感します。

30タイル並べと同様に、数の大きさを目で見てとらえる力をつけ、十進法の仕組みの理解につなげます。さらに「お金」の価値の学びへと導きます。

100までとなると、教材作りも大変ですが、特にお金を教える時は、タイルとの対応がわかりやすくて役立ちます。

紙盤の作り方

①黄ボール紙やバフン紙など、落ち着いた色の厚紙に線を引いて、紙盤（シート）を作る（60㎜×60㎜のマスを100個（10×10））。

②それぞれのマスの左上に1～100の数字を鉛筆で書いておく（数字の並び順は左から右へ）。

③黄緑色の工作用紙で1～100のタイルを作る。1タイルの大きさは5㎜角で、10ごとに折り返す形状にする（たとえば34なら、10のタイル3列に4のタイルがくっついた4列の形）。

④③と同様に、グレーの工作用紙で作った1～1000のタイルを紙盤のマスの中に貼り付けて下地を作る。

100タイル並べ

やり方

①黄緑色のタイルを、シートに貼った下地タイルの上に置かせる。最初は、1～10の行、11～20の行、21～30の行……と、タイルを順番通りに並べ

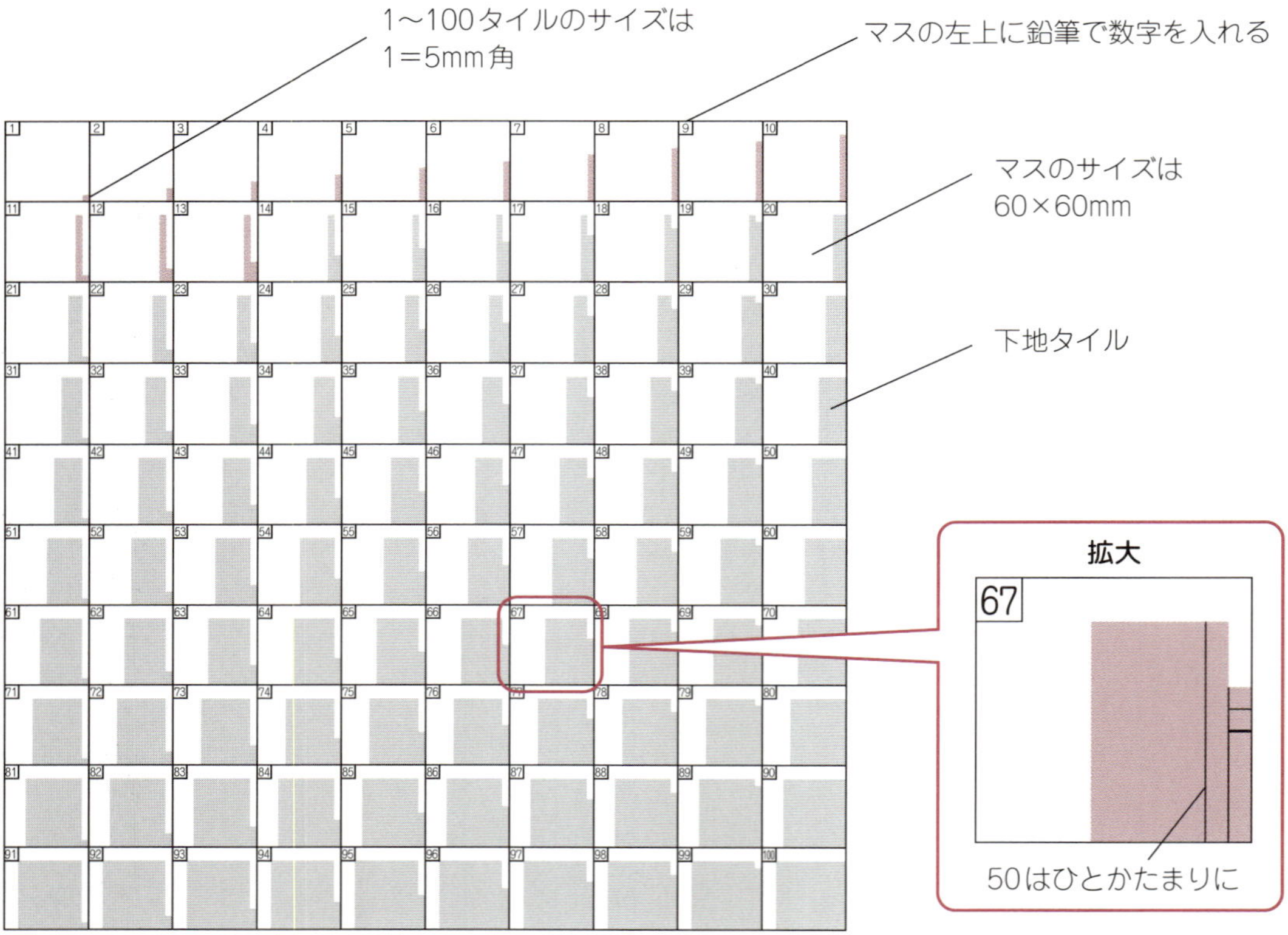

ておき、子どもがそのままマッチングできるようにする。

②提示するタイルを2択、3択、4択……と徐々に増やしながら、次に並べるタイルを子ども自身に選ばせる。

▼自分で選ぶことによって、見分けて判断する力、決定する力がついていく。

③タイルが読み取れるようになったら、紙盤のマスに書いた数字を消し、下地のタイルもない無地の状態で、タイルを並べさせる。

工夫と配慮

・紙盤に下地のタイルを貼っておくと、子ども自身が正しいタイルかどうか判断しやすくなる。

・最初はタイルが小さくてつまみにくいが、数字が大きくなるにつれてつまみやすくなり、見分けるのも楽になっていくので、最後まで続けやすい。

・一の位を区別できるようになってきたら、異なる行のタイルも混ぜながら並べさせる（例：31～40を並べる際に、45や58のタイルを混ぜる）。

・タイルが見当たらない時などは、「ないなら仕方ないね」と声をかけながら、足りないタイルを別の紙で作り（または子ども自身に作らせて）、**代替えを使って完成する経験**をさせる。

・この5㎜タイルで見分けがつきにくい場合は、1㎝サイズでタイルを作ってわかりやすくしてもよい。

ひとこと

あえて「タイルがない」という状況を作る理由は、実生活では「完全なもの」を常に手に入れられるとは限らないからです。ない場合に「仕方がない」と諦める、別のもので代用するといった経験をすることで、特定の物や状況に固執して立ち止まらずに、予定通りにいかなければ、それなりに方法を考えて先に進むという考え方ができるようになってきます。

やってみました！

1時間かけて並べてガッツポーズ

裕紀は、5㎜という小さなタイルをつまむ操作に、非常に苦戦していました。そして、タイルをそっと置くというのが、また難しい！　腕が少しでも触れてしまうと前後のタイルが飛び散ります。裕紀は、「しまった！」と言いながらやり直しを重ね、1時間かけて100まで並べ終えることができました。二人で思わず「やった！」とガッツポーズ。まるで山を一緒に登りきったような爽快感を味わえました。

100タイル並べを作品として見てみようと思い、裕紀と一緒に少し離れた位置から眺めました。「うわあ、きれい！」の一言。本当に美しかったです。「そっと置く」や「つまむ」なども練習できる奥深い課題だと思いました。

裕紀はその後も、繰り返し一つずつ自分の手で置いていき、数量も理解できるようになりました。「わかった！」「できた！」が自信につながっています。

タイルとお金のマッチング

やり方

●100個のタイルを全部並べ終えたところで、一円硬貨を1のマスに、十円硬貨を10のマスに、百円硬貨を100のマスに置かせる（タイルの上に硬貨をのせる）。

▼1、10、100のタイルの大きさから、それぞれの**硬貨の価値（お金の価値）を視覚的に実感**させる。

●硬貨は、音を立てないように「そっと」置くことを導き、実際にお金を支払う時の手の動きにつなげる。

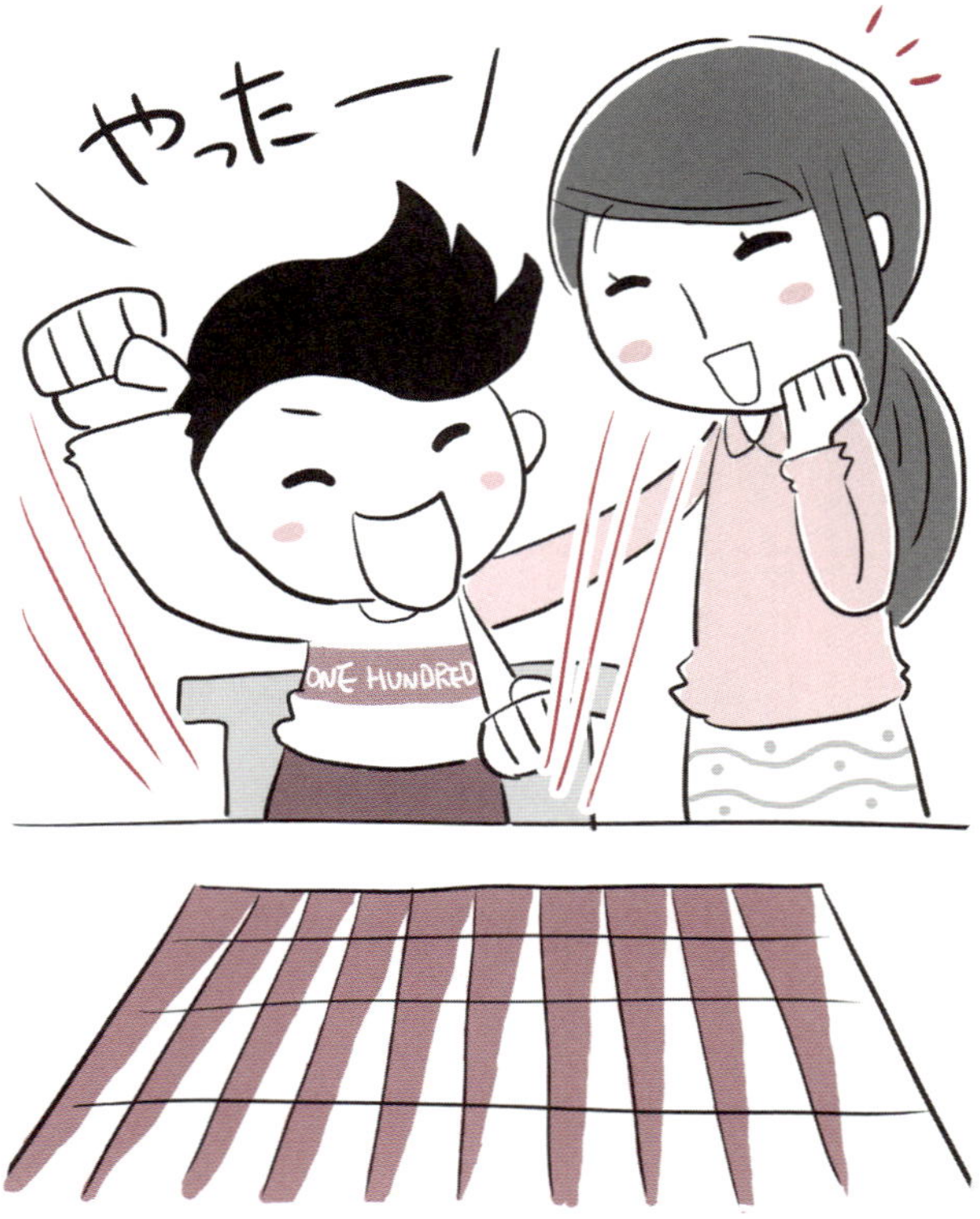

ひとこと

1～10、11～20、21～30……と100まで並べると見た目にも美しく、どの子も大きな達成感で喜び、子どもとの関係が強いものになります。

100並べは30並べよりもタイルの大きさが小さいので、つまんで置くことを繰り返す中で、指先の感覚が磨かれます。「ぴったりと並べる」ことは非常に巧緻な指使いを必要とします。

また、「1～10の並び」を10回繰り返すことで、改めて十進法の仕組みに気づきます。

本物のお金を扱うことは、実体験がしやすいだけでなく、買い物の支払い時の所作も学べます。お金を扱う時の子どもたちの目の輝きも違いますし、大人も真剣に向き合います。

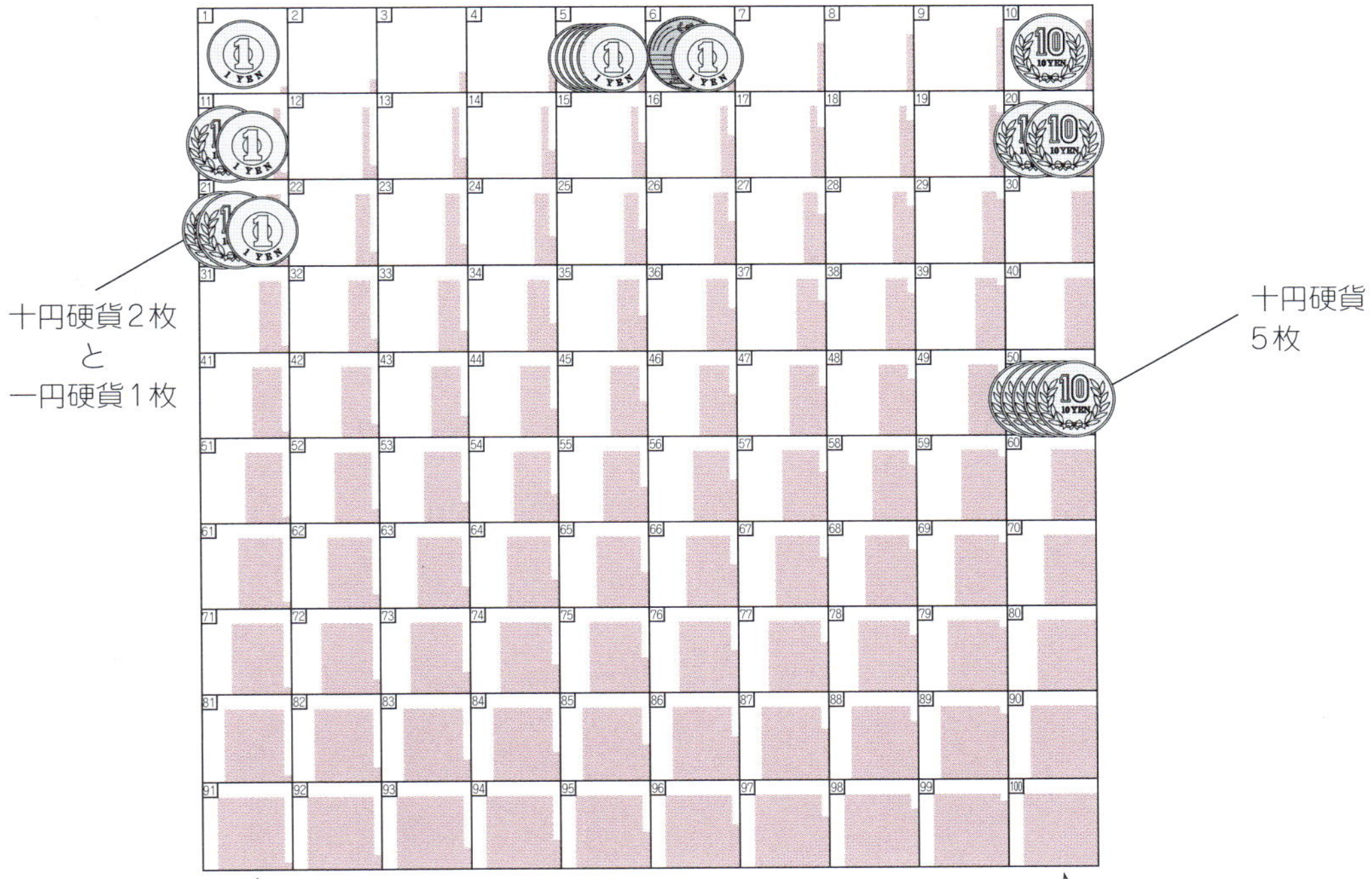
十円硬貨2枚
と
一円硬貨1枚
十円硬貨
5枚

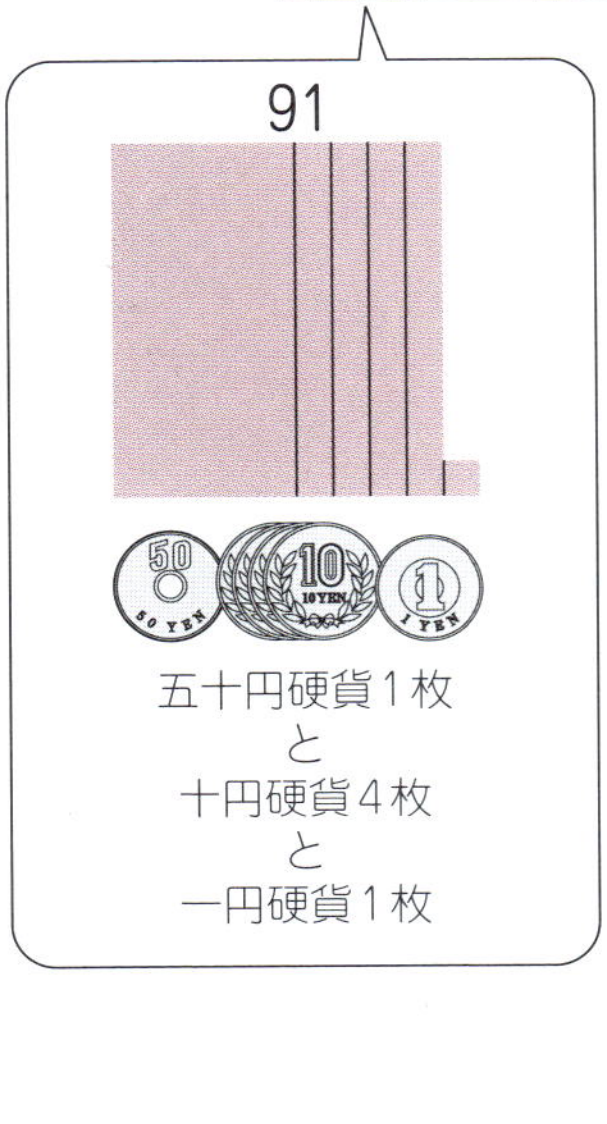
91
五十円硬貨1枚
と
十円硬貨4枚
と
一円硬貨1枚

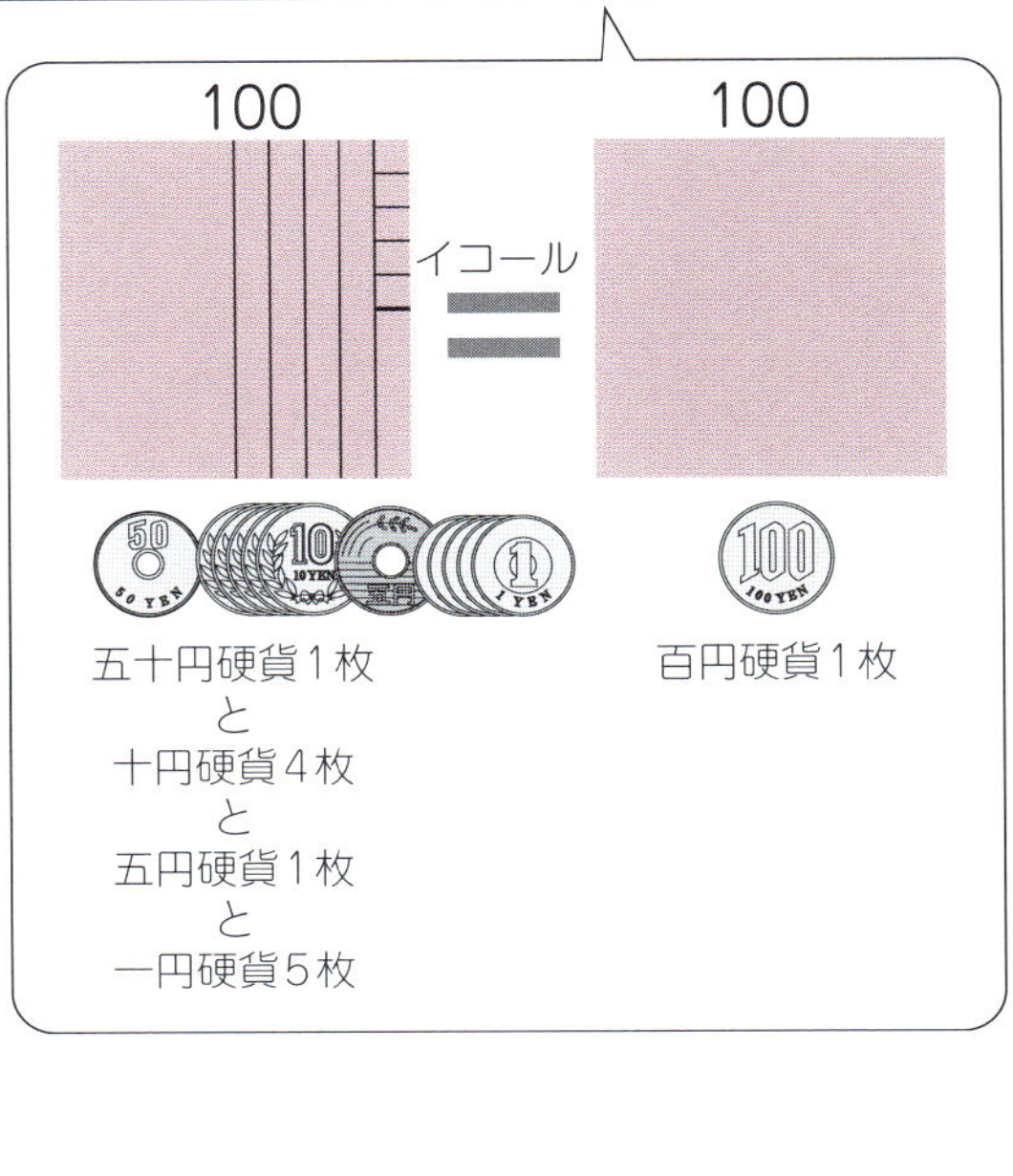
100
100
イコール
五十円硬貨1枚
と
十円硬貨4枚
と
五円硬貨1枚
と
一円硬貨5枚
百円硬貨1枚

13

数字と時計・お金

1000タイル並べから「お金の支払い方」の練習へ

1000は相当大きな数ですが、ここまで理解できると、日常の買い物でのお金のやりとりにまでつなげやすくなります。

ねらい

1〜1000のタイルを使って、「お金」の学びにつなげます。**タイルと本物の硬貨や紙幣を対応**させてその価値を示し、お金に実際に触ることで、金種の区別が学べます。また、「お金」と同じ値段の「品物」を交換することも体験させて、**お金のやりとり**も学びます。

1〜1000タイルの作り方

①工作用紙で、「100」を5㎝角として、100〜1000のタイルを作る。

▼1000タイルは、100ごとに線を入れたものと、線を入れないものの2種類を作る。

②ボール紙で、1〜1000タイルを置く紙盤（シート）を作る（縦60㎝×横70㎝）。

③「商品カード」を作る。広告チラシの商品写真を切り取って台紙などに貼り、値段を書いておく。

④③の商品の値段のみを書いた「値段カード」を作る。

⑤100タイル並べ（P67）のタイルと紙盤一式を用意する。

⑥タイルの上に置く硬貨と千円札を用意する。

1000タイル並べ・やり方

①1〜100タイル並べをした後で、1000タイル並べの紙盤に、100〜1000のタイルを順に並べさせる。

②1000の時は、まず100×10のタイル（100ごとに線を引いたもの）を置いて、「千（せん）」と言う。そして、そ

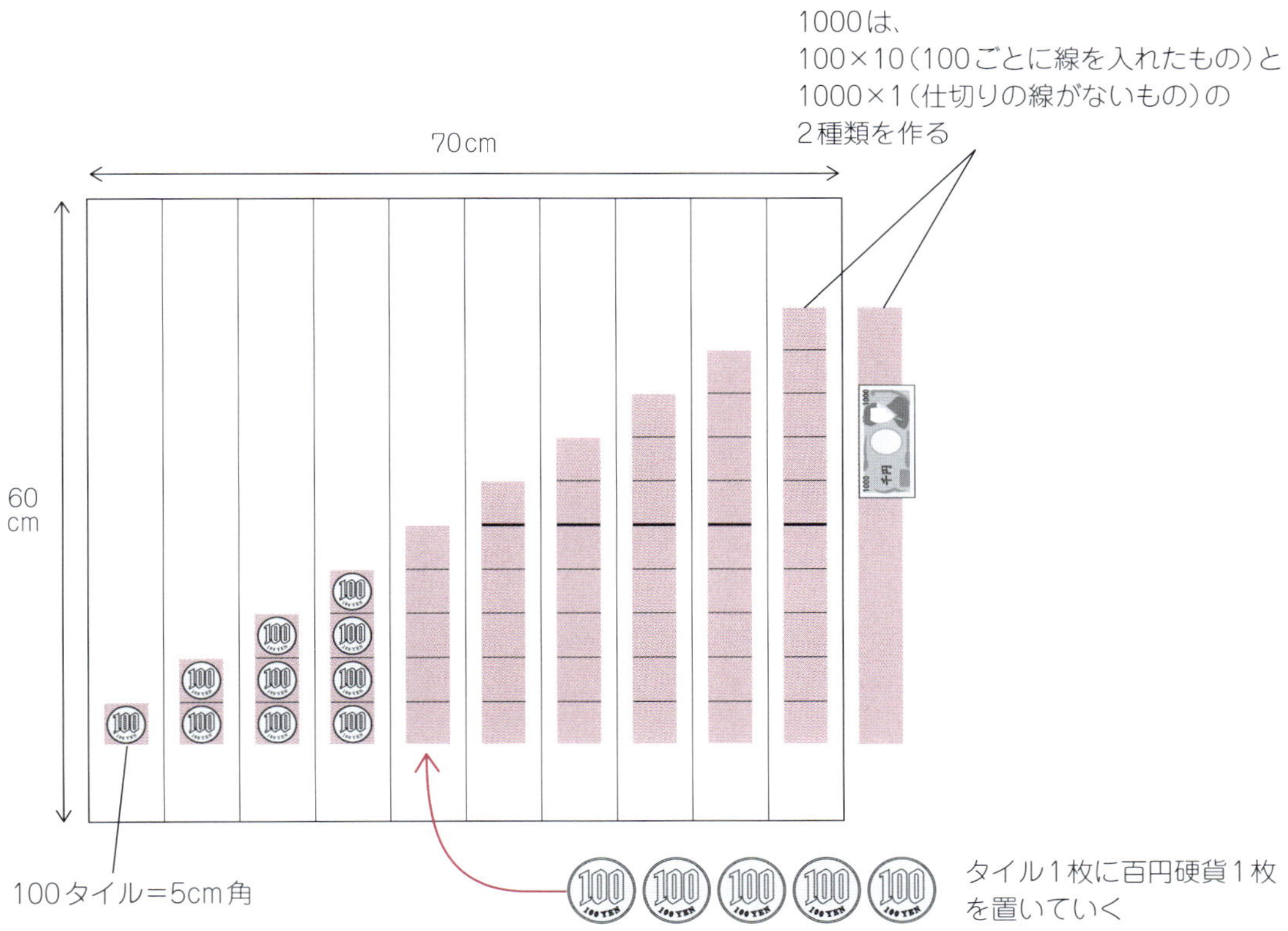
1000は、
100×10（100ごとに線を入れたもの）と
1000×1（仕切りの線がないもの）の
2種類を作る
70cm
60
cm
100タイル＝5cm角
タイル1枚に百円硬貨1枚
を置いていく

の上に1000×1のタイル（100ごとの線を引いていないもの）を置き、「これも、『千（せん）』」と言う。

▼2種類の1000タイルを重ねて置いて、「同じ」であることを実感させる。

③タイルの上に百円硬貨を1枚ずつ置かせて、数とお金をマッチングさせる。

④100×10の1000タイルに百円硬貨を10個置いたら、1000×1のタイルの上に千円札1枚を置いて「1000円」と言う。

⑤1000タイル並べの紙盤の下に、10、20、30、40、50、60、70、80、90、100のタイルを並べ、その上に、十円硬貨を「10円、20円……」と置かせながらマッチング。さらにその下に、1～10タイルと一円硬貨を同様に置かせて

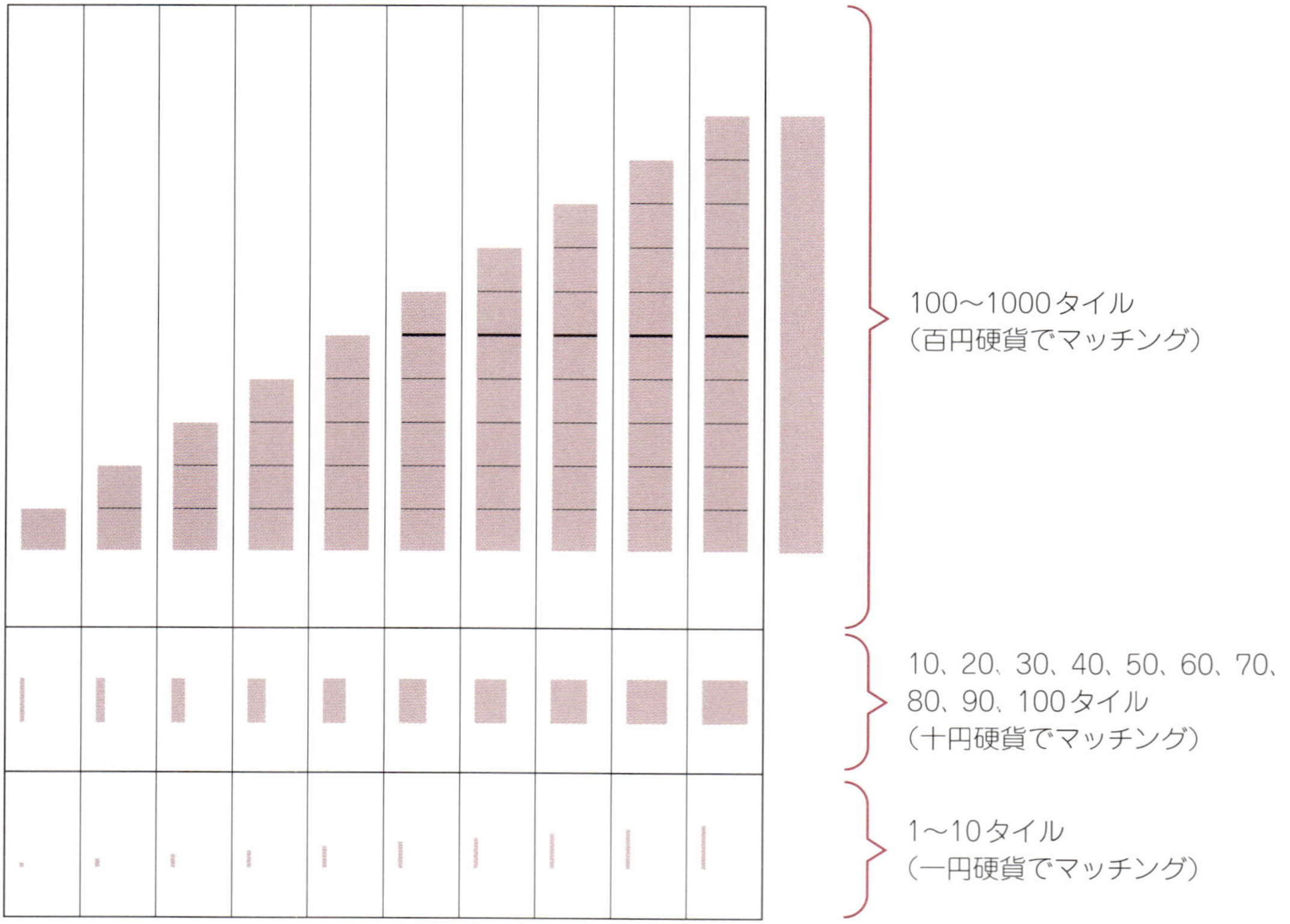

マッチングする。

工夫と配慮

・お金とのマッチングでは、**百円硬貨を置くことから始めて、その後、十円硬貨、一円硬貨と進める**（実際の支払いの場面でも、金種の大きいものから取り出すため）。

・1を5㎜角とするタイルだと小さくてわかりづらい場合は、1を1㎝角に拡大して作ってもよい（その場合、100タイルは10㎝角になる）。

〈支払いの練習〉

やり方

①値段カードの金額を言いながら、タイルと硬貨を選んで並べる（例：324円なら、「300」と「24」のタイルと、百円硬貨3枚、十円硬貨2枚、一

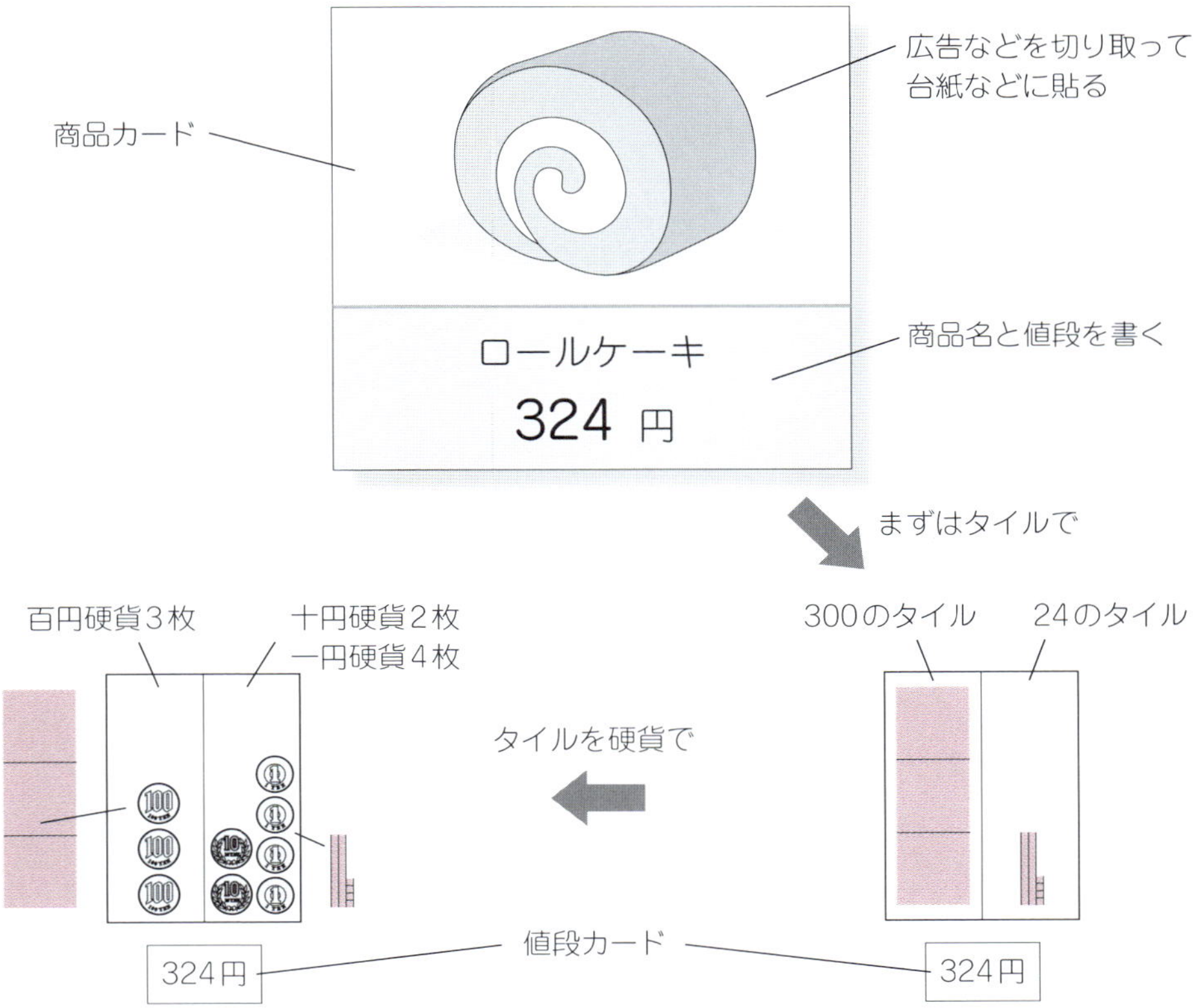

円硬貨4枚）を取ってくる。

②商品カードと、その値段と同じタイルを交換する（店員と客のようにやりとりをする）。

工夫と配慮

- はじめは、大人が一緒にタイルと硬貨を取ってきて、次第に子ども自身でできるようにする。
- 商品カードは、子どもが普段買い物で経験しやすいもの（本人の好きなおやつや飲み物など）や、わかりやすいものを選ぶ。
- 支払いのやりとりをする場面では、財布やレジでお金を入れるトレーなどを使うようにすると、実際の買い物に挑戦する際もやりやすくなる。

やってみました！

タイルと買い物

息子と家でタイルとお金のマッチングをやり、今は買い物の練習をしています。財布から硬貨を出す作業が、ちょっとだけスムーズになってきました。

例えば120円の買い物でも、最初は私が「百円玉を1枚と十円玉を2枚」と言ってからお金を出していましたが、この間、息子が初めて自分で120円を出していて驚きました。出し方も、まず百円玉を探して出してから、十円玉を探して2枚取り出したのです。感激でした！

買い物の練習がいい感じになったら少しずつレベルアップして、最終的には一人でお店に行って買い物をしてみることを目指そうと決めました。

ひとこと

タイルとお金のマッチングのやり方について、少し補足しておきたいと思います。

①マッチングのやり方

紙盤にタイルをすべて置いてから硬貨をマッチングする方法と、タイルを置くごとに硬貨をマッチングする方法があります。どちらも目的はお金の量を認識させることなので、子どものわかりやすさに応じてやり方を選んでください。子どもに伝わるように導くことが重要です。

②タイルとお金の表し方

「100」の示し方にも色々あります。「100×1」「50×1と10×5」「10×10」「1×100」などのタイルの組み合わせができますが、どれも同じ「100」の大きさです。

これらを実際のお金と対比させましょう。例えば、100タイル1枚は百円硬貨1枚です。50タイル1枚と10タイル5枚は、五十円硬貨1枚と十円硬貨5枚。このように、タイルで示された量が、硬貨の金種と枚数に対応します。

③両替の理解

両替は、例えば百円硬貨1枚を十円硬貨10枚に、五十円硬貨1枚を十円硬貨5枚と交換することです。これも、タイルに置き換えれば、50タイル1枚と10タイル5枚が「同じ量」であることが目で見てわかるでしょう。

「両替」がわかりづらく、金種が変わることが腑に落ちなかったり、硬貨の「枚数」が増えるので得したような気分になる子どもがいます。タイルの交換で両替をやってみると、タイルは同じ大きさなのでわかりやすくなります。

④道具を本物に

支払いのやりとりの練習では、財布やレジのトレーを使ってリアルにすることで、実体験とつながりやすくなります。

14

数字と時計・お金

お金を「持って」「使う」は自立の第一歩

お金の使い方や管理については、失敗してもすむ少額ですむ子どものうちから始めるのがポイントです。

ねらい

「お金」は、私たちが生きていく上で必要なものであり、日常的に使うものです。「心配だから」とお金をやりとりする手順のほとんどを大人がやってしまうと、子どもはなかなか体験から学ぶことができません。年齢が上がるにつれて自分自身でお金をやりとりする場面を増やしていくためにも、**お金を「持って」「使う」練習**は大切です。

また、お金を扱う時のマナーなどは、買い物に行く前に家で練習するとよいでしょう。

●家で練習

やり方

①子どもの財布にお金を入れて持たせる。

②お菓子や文具など、子どもにわかりやすいものを「品物」として、大人が「店の人」役になる。

③子どもは財布の中のお金と、「品物」の交換を体験する。

▼前の項目では「品物カード」を使用したが、ここでは具体的な物品を商品に見立てて練習する。

●一緒にお買い物

やり方

①子どもと一緒に買い物へ行き、その流れ（売り場探し、商品の扱い方、レジの並び方、支払い時の店員とのやりとりなど）を見せる。

②買い物を一緒にして、「バナナを入れてね」など、商品を取ってカゴに入れることや、会計後のカゴを台に運ぶ、商品を袋に入れる、家に帰ってから取り出す……など様々な手伝いをしてもらう。

③買い物の流れがわかってきた

ら、「次は、あなたも買い物をして、レジでお金を支払いますよ」と伝えて、レジでのやり取りをよく見せておく。

工夫と配慮

- 子どもは、大人の言動をよく見ているので、見本になるようにふるまう。
- はじめは売り場まで連れて行き商品を指さしてカゴに入れさせる。**慣れてきたら売り場を子どもに探させる**。

▼肉は肉売り場、野菜は野菜売り場、では豆腐は？　ソースは？　と、商品がどのように分類されているのかを気づかせる。

●自分でお買い物

やり方

①家を出る前に買う商品を決めて、メモに書いたり、チラシなどを切り取って貼っておく。
②店で品物を探して買い物カゴに入れる。
③レジに並ぶ。
④財布からお金を出して支払う。お金はレジの人に手渡すか、トレーの上に出す。
⑤お釣を自分の手で受け取り、財布の中にそっと入れる。その後、レシートを受け取って財布に入れ、財布の口を閉じて鞄に入れる。
⑥品物を買い物袋にそっと入れ、自分で持って帰る。
⑦家に着いたら、品物を取り出して、所定の場所にしまう。

工夫と配慮

- 店頭に子ども用サイズの買い物カゴがあればそれを使う。
- 買い物カゴを振り回したり、店内を走ったりしないように、事前に約束しておく。
- 買い物でのふるまい方を、家で事前に伝える（購入前の商品を開封しない、買う予定のない商品をむやみに触らない、卵などデリケートな商品はそっと扱うなど）。
- 支払いを経験させる時は、**本人用の財布を持たせ、単価の低い商品から挑戦**する。
- 支払いの場面は緊張するので、最初は馴染の個人商店に行ったり、事前に店員に一声かけて、空いている時間帯を利用する。その後、混み合ったレジで「順番を待つこと」も教える。
- お釣とレシートを同時に渡されてまごつくこともあるので、**お釣りを先に財布に入れる**ことを教える。

ひとこと

店で商品を「選ぶ」時、「あなたの好きに選んだらいいよ」と言われても、選択肢が多すぎると困惑する子どもがいます。はじめは選択肢を二つ示して「どっちにする？」と選ばせましょう。

選択肢を増やす時は、本人が興味のあるジャンルの商品を選ばせると、子どもも判断しやすいです。

こんな時はどうする？

Q：お金を玩具のように扱ってしまいます。

A：タイル並べでお金の扱い方を身につけておきます。お金が何であるかがわかっていないと、硬貨をおはじきのようにして遊んでしまうことがあります。まず、「お金はとても大切なものであること」を、大人が示していかなければなりません。

大人が、小銭を机の上に置きっぱなしにしたり、支払い時に音を立てて乱雑に扱ったりしていると、子どもは「そのようにするものだ」と勘違いしてしまいます。もし、子どもがお金を玩具のように扱おうとしたら、「これは大事なものです」と真剣に伝え、お金の勉強を始めるきっかけにしてください。

やってみました！

「お持ち帰りですか？」

遼が大好きなハンバーガーを一緒に買いに行きました。いつもは私が代金を支払っていますが、遼にやってもらうというチャレンジをしました。

意を決して注文した遼ですが、店員さんから「お持ち帰りですか？」と問われると、何を聞かれたのか、どう応じればよいのかわからず、結局、何も買わずに帰ってきてしまいました。私たちにとっては当たり前すぎて、注文してお金をやりとりするだけじゃない、ということを忘れていました。

次回、「持ち帰り」で買うことを想定した返答の仕方を家で練習して再挑戦。その後もチャレンジを続け、色々なパターンでのやりとりを経験していきました。そのおかげで、ハンバーガーだけでなく、他の商品も一人で買えるようになりました。

お金トレーニング
実践編①

失敗しても、前向きにやり直し（小学5年生）

両替機にチャレンジ

拓斗は、毎週土曜日に、ショッピングモールでゲームをするのが大好き。小遣いを渡していなかった頃は、私が財布から百円玉を取り出して渡していました。小遣い制になってからは、自分の財布を持つようになり、当たり前のように自分の財布から百円玉を取り出して遊ぶようになりました。

ある土曜日、いつものようにゲームをしに行き、お金を入れようとすると、拓斗の財布には千円札1枚だけ。そのままではゲームができないので、困った拓斗は私のもとへ。私はこれをきっかけに、「両替機」の存在とその使い方を教えることにしました。

両替機の前に立ち、「ここに千円札を入れると、百円玉が10枚出てくるよ」と伝え、拓斗にやらせてみると、投入口に千円札を入れることだけで四苦八苦。ここで彼は、「お札をまっすぐにしないと入らない」「お札の端が折れていると入らない」「焦って強引に突っ込んでも入らない」など色々なことを学び、どうにかお札を入れることに成功。百円玉がバーッと出てきた時は、それは嬉しそうでした。

拓斗は、出てきた百円玉をサッとつかむと、そのままゲーム機へダッシュ。でも、両替機を確認すると、取りきれなかった百円玉が1枚残っていました。拓斗のもとへ行って、「千円札を百円玉に両替したら、百円玉は何枚？」と聞くと、拓斗はニッコリ笑って「10枚」と答えます。「数えた？」と聞くと、エッ？と驚いて、握りしめていた百円玉を数え始めました。「1、2、3、4、……9！」。百円玉が1枚足りないことに気づきました。私がすかさず、「両替機に1枚残っているかも……。でも、もうないかも……」と言うと、彼は慌てて見に行き、「あった—」と笑顔で戻って来ました。そこで、

「両替機を使った時は、数が合っているか数えてから財布にしまおうね」と伝えたのです。

失敗はラッキーのもと?

初めての両替機に喜んでトライしたのに、百円玉を1枚取り忘れるという失敗に終わり、もしかすると「両替機はもう使いたくない」と言いだすかな……とも思いました。ところが、拓斗はゲームが終わった後で、「百円玉がちゃんと残っていてよかった！ ラッキーやったわ！ 次は気をつけなアカンな」と言ったのです。**失敗したけれど無事に見つかってラッキーだった、次は注意しよう、と前向きにとらえていた**のです。

後日、2回目のチャレンジが訪れました。拓斗は、財布を見て「千円札しかないから両替機に行ってくる！」。遠くから様子を見ていると、千円札をまっすぐのばして、ゆっくりと入れて、出てきた百円玉を数えてから財布に入れていました。前回の教訓が生きています。戻ってきた拓斗は「できた！」と満面の笑顔。こっそり両替機を確認すると、取り忘れの百円玉もありませんでした。

拓斗はよく「**失敗は成功のもと**」という言葉を言うのですが、両替機はまさにそんな経験だったと思います。

ひとこと

子どもにお金の支払いをさせる時、支払う金額（数字）とお金（現金）を一緒に見せて渡しているでしょうか。

子どもが学校や施設で何かのお金を支払う時に、親から持たされた（お金が入った）茶封筒を、そのまま先生や施設の職員に渡す光景をしばしば目にします。中には、お金が落ちないようにテープでしっかり口が留められたものもあります。

また、子どもからお金を受け取る側の大人も、その袋の中身の確認をしないまま引き取ってしまっていることもあります。

お金の受け渡し方は、マナーを教える上でも重要なことです。渡す時も受け取る時も、中身の金額を「確認する」ことを教えましょう。

家族も大感激！ お小遣いで両親にプレゼント（小学3年生）

好きなもの、欲しいものを一つだけ買う練習

お金を管理することなど、「そもそも一輝にできるだろうか?」と私自身が半信半疑でした。一輝は、自分の小遣いを持ったこともないし、買い物にもまったく興味がなかったからです。

まずは買い物を好きになってもらうために、**本人が慣れているお店へできるだけ連れて行く**ようにしました。1か月の小遣いは1000円としましたが、自分では割り振りできないので、月初めに私と一緒に、お金を使う日と金額を決めて、「お金カレンダー」のポケットに入れさせました。お金を使う予定の日になったら、ポケットから取り出して財布に入れ、買い物に出かけます。そして、**自分の好きなものや欲しいと思うものを、小遣いの範囲内で一つだけ買う、という練習**をしました。

自分のお金で家族にケーキをプレゼント

次第に、一輝も買い物が好きになってきたので、お金を使うことを何回か我慢したら、今までよりも高いものが買えたり、一つではなく複数買えたりすることを体験させました。ただし、それまで毎回買えていたものを「今回は買わない」ということを納得させるのは大変でした。それでも、「我慢したことで、次に使えるお金の量が増える」ことを実感したのか、我慢できる日はお金を使わなくなりました。

それからは、親子で楽しく買い物ができるようになりました。決まったお店だけではなく、他のお店でも買い物をするようにしてみました。そして、「自分以外の人のためにお金を使って、喜んでもらうこと」も経験してほしくて、両親（夫と私）にお菓子を買ってくれるようにお願いしてみました。

お願いしたのはその一度だけ

■お金カレンダー

「お金カレンダー」は、お金を“見える化”して管理しやすくするグッズです。1か月の「お金を使う予定」を子ども立てさせて、その予定に基づいて、カレンダーのポケットに硬貨を振り分けます。詳しくは、鹿野の著書『今日からできる！ 障がいのある子のお金トレーニング』（共著・翔泳社）をご覧ください。

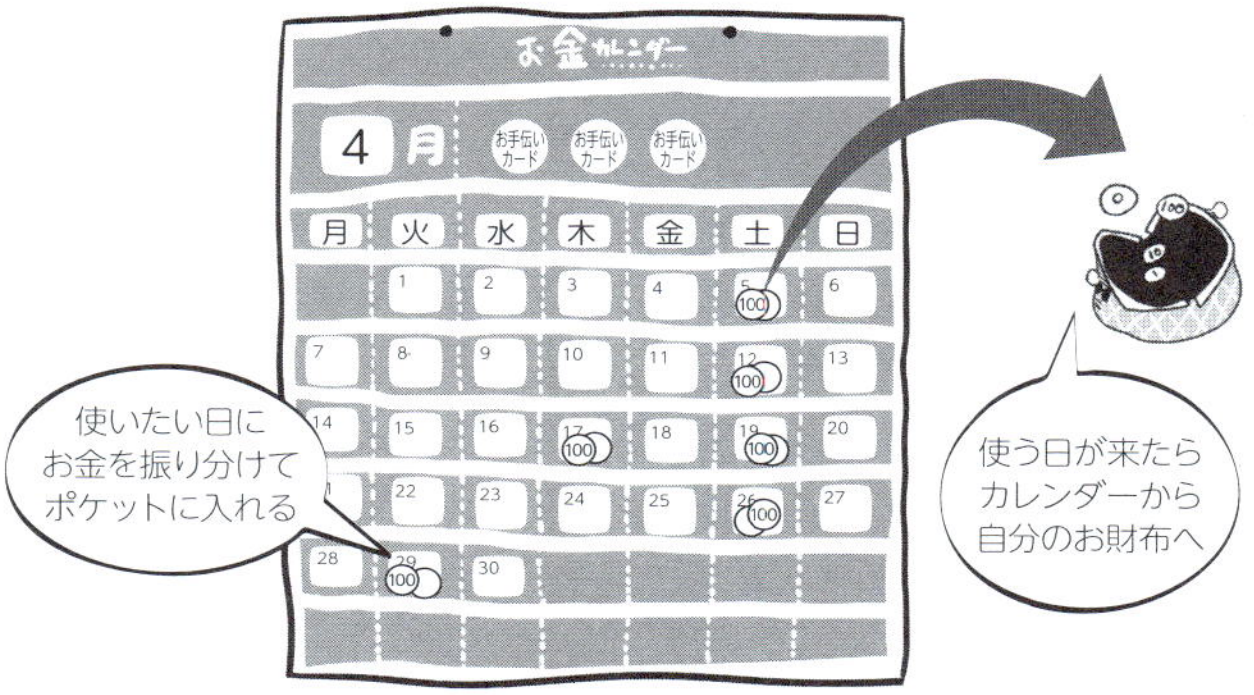
お金カレンダー
4月
お手伝いカード
月 火 水 木 金 土 日
使いたい日にお金を振り分けてポケットに入れる
使う日が来たらカレンダーから自分のお財布へ

だったのですが、別の日にも買い物中に私が何気なく「ケーキが食べたいなぁ」と言ったのを聞いて、一輝がお店のケーキを3個手に取って、レジに並んでいるのです。買い物に興味のなかった一輝が、私のつぶやきを聞いて自らケーキ屋さんに入り、自分と両親の分まで買おうとしていることに、とても驚きました。家に帰って夫に報告すると、夫は一輝に何度も「ありがとう」と言い、みんな幸せな気持ちでケーキを食べました。

実体験の積み重ねが成長に

実は、この話には後日談があります。別のケーキ屋さんで買う練習をしたのですが、そのお店は商品を注文する場所と支払いの場所が違っていて、一輝はパニックに陥ってしまいました。**場面が変わってパニック**……は、今後もよく出てくるケースだと思います。だからこそ、子どものうちから経験を積むことが必要でしょう。

数やお金の数え方については、数字100並べから始めて、100タイル並べまで家庭で取り組んできましたが、**実際に買い物の経験をさせることがいかに大事かを実感**しました。

支払いをせずに商品を持ち帰ろうとしたり、レジでパニックになりかけたり、欲しい商品の売り場がわからず歩き回ったり……たくさんの失敗を繰り返しながらも、あきらめず、一歩一歩進んできました。そのおかげで、一輝は買い物が好きになってきたようです。私も彼の成長を感じることができて本当に嬉しいです。

15 数字と時計・お金
時計を作って「時間」と「生活」をつなげよう

手作りの時計を使って、時間の見方を学びます。まずは、実際に触りながら、針の長さの違いや、針が動くことなどを知りましょう。

ねらい

アナログ時計を作ることで、数と時間、針の動きなどが、見た目でわかりやすくなります。

時計には長針と短針がありますが、最初は長さが違うことから教えます。「長い」「短い」と言葉で伝えるよりも、実際に針を見比べて、**長さの違いを実感するのがコツ**です。

時計盤が完成したら、タイルを貼りながら、目盛の読み方を学習します。

用意するもの

・工作用紙　・コルクボード
・黒い厚紙　・付箋　・画鋲
・小さいトレー2枚

やり方

●針の仕分けと時計作り

①白紙にアナログ時計の文字盤を描き、コルクボードに貼りつける(文字盤の直径は19・4㎝)。

▼時計の5分間の幅が1㎝角のタイル5つ分になるように作成。

②黒い厚紙を切って、長針(10・5㎝)と短針(6・5㎝)を各10本以上作る。

③2枚のトレーに、長針と短針をそれぞれ1本ずつ入れておく。

④長針か短針のどちらかを、子どもに1本渡して、同じ長さの針が入っているほうのトレーに入れさせる。

⑤針を分け終えたら、それぞれのトレーに「長い」「短い」と書いたラベルを貼って示す。

⑥トレーから長針と短針を1本ずつ取り出して、時計盤の中心に画鋲などで取り付けて時

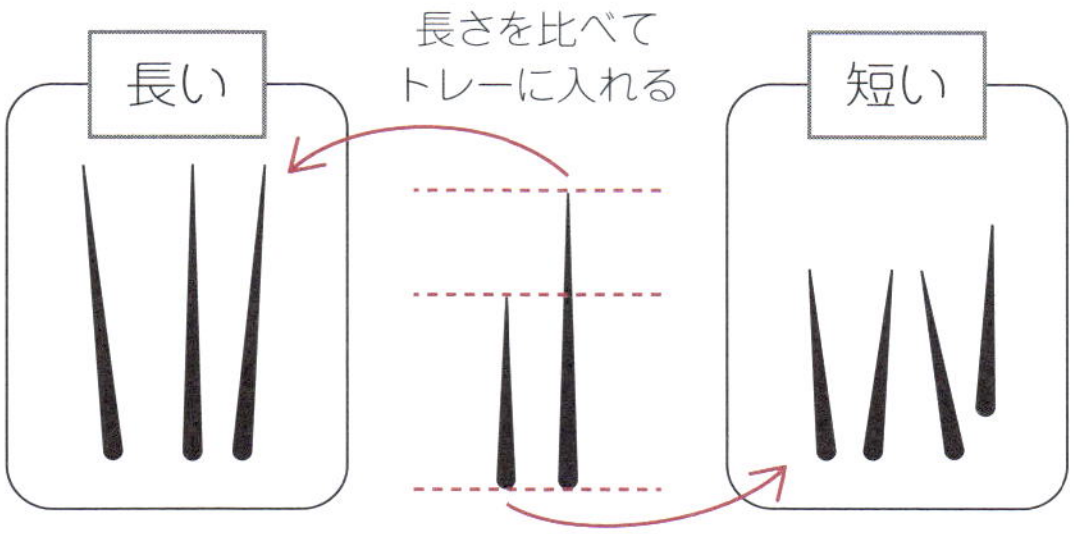

針は色分けせずに、同色で長さだけが違うものを使う（本物の時計も針が同じ色であることが多いため）。教材だけを特別なものにしないということも重要。

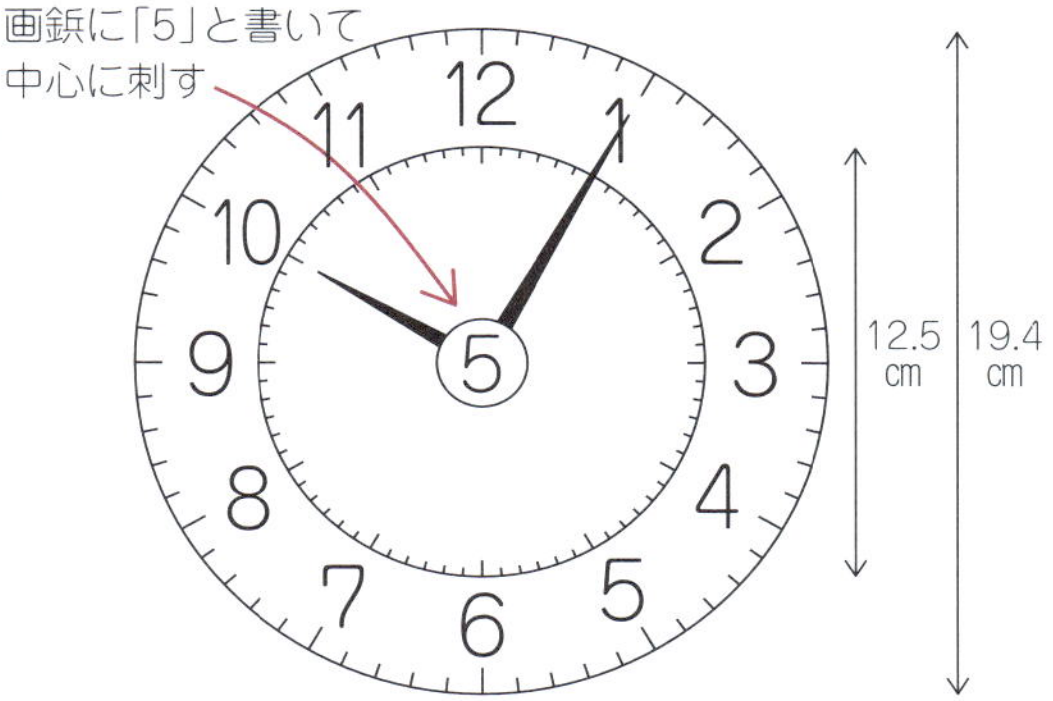

計を完成させる。

⑦画鋲に「5」と書いておく。

工夫と配慮

- 文字盤の目盛を正確に指すように、**針の先端はとがらせて作る。**
- 針の仕分けは、はじめは親が手を添えて一緒にトレーに置く。徐々に子ども自身にやってもらう。
- 子どもが違うトレーに入れた時は、黙って元に戻して考えさせる（「違う」とは言わない）。
- 完成した時計盤を**「○○ちゃんの時計」と称して子どもに見せる**と興味を示しやすい。針を回したり、止めたりして動かしてみる。

こんな時はどうする？

Q：針を長さで分けず、次々にトレーに入れてしまいます。

A：長さが違うものを分けるという意味がわかりづらい子どももいます。そんな時は、**大人が手を添えて「長い」「短い」と言いながら分けましょう。2本の針を並べて、長さを見比べてみる**方法もあります。

長さは、時計の針だけで教えるのではなく、日常の様々なものを使って比べます。

ひとこと

時計の中心に刺す画鋲に、なぜ数字の「5」を書くのか不思議に思われたかもしれません。これは、文字盤の1～12の数字に5を掛けると、長針がその数字を指した時の読みになるからです（「3」なら3×5で15分）。

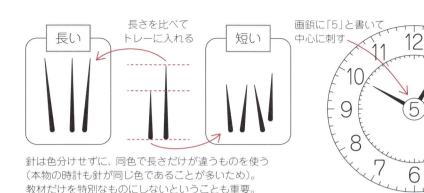

●時計の目盛を読む

やり方

〈大人の作業〉

①工作用紙で5×12（計60）分のタイルを用意する。左図のように、タイルに1～60の数字を書く。

②付箋を13枚用意し、5分単位で時刻を書き入れる。

▼本書は6：00～7：00で作成しているが何時でもOK。「7：00」だけは、付箋や文字の色を変える。

〈子どもと一緒に〉

③時計盤の「12」の上に「6：00」の付箋を貼る。

④大人が「1、2、3、4、5」と数字を言いながら、子どもに手添えして長針を1分ずつ進める。**5分の位置に来た時は「5分！」と強調**する。

⑤「1～5」の5タイルを時計版の「12」と「1」の間に貼り、「1」の横に「6：05」の付箋も貼る。

⑥④⑤と同じ要領で、長針を1分ずつ進めながら5分ごとにタイルと付箋を貼ることを繰り返す。6：55から7：00に進む時は、「56、57、58、59、60」と言って、まず[6：60]の付箋を[6：00]の付箋と重ならないようにずらして貼る。続けて、「7時！」と声をかけて[6：60]の上に[7：00]の付箋を貼る。さらに、子どもに手添えして短針を「7」まで進ませ、「7時になった！」と言う。

工夫と配慮

・本物の時計は、長針とともに短針も少しずつ動くが、それを手動でやると子どもが混乱するため、まずは長針だけを動かし、最後に短針を動かす。

・5分タイルの裏面に貼ってはがせるタイプの糊を使うと、タイルがずれない。

こんな時はどうする？

Q：手順が多すぎて、子どもが混乱しています。

A：大人のスピードが速いと、子どもは、「今、何に注目すればいいのか？」がわからなくなることがあります。**大人のペースで動かず、子ども自身の動きを促すような手添えを意識**してください。

やってみました！

「長い針」の意味がわかった

「長い針が3になったらお片付けです」と伝えてもまったく動かなかった小太郎でしたが、時計の長針と短針を学んでからは、その声掛けで時計を見て、

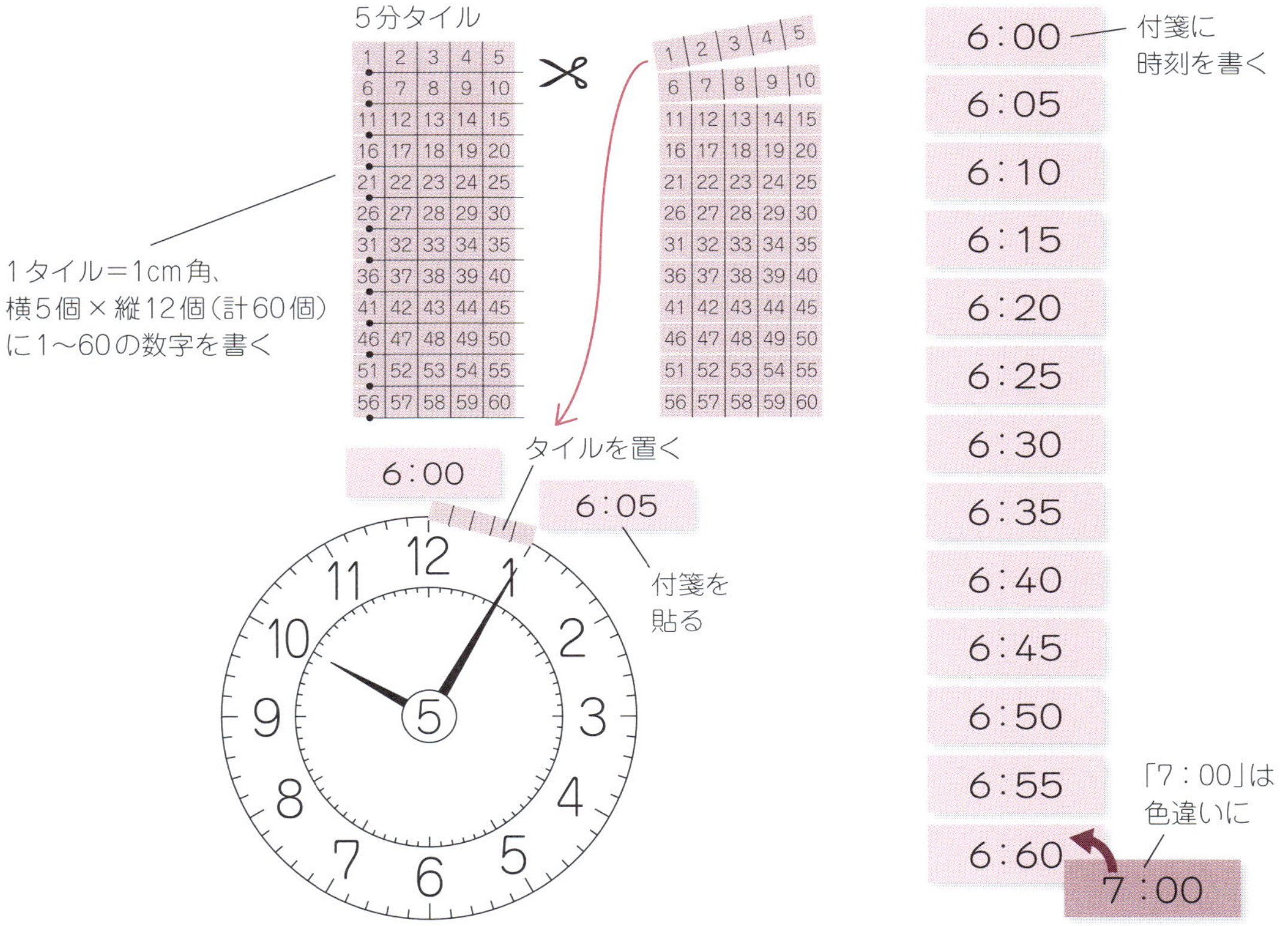

自分から動くようになりました。それまでは、どうも長針と短針の違いを理解しておらず、「長い針が3」と言われても、よくわからなかったようです。

ひとこと

ある子どもが、一人で家の鍵を開けて外出し、お店に行ってしまって、大騒ぎになったことがありました。ですが、子どもの立場で考えてみると、『買い物に行く』って言ってたけど、いつになったら行けるのかな？　そうだ、前に行ったお店に行ってみよう！」という思いだったのでしょう。

それに気づいたお母さんは、5年の歳月をかけて時計の学習に取り組みました。「時刻」と「予定」をセットで知らせることによって、子どもは先の見通しが立ちやすくなり、行動しやすくなりました。

16

数字と時計・お金

「時計」を見て行動してみよう

時計が読み取れると、先の見通しも立つので、物事に取り組みやすくなります。時間を見ながら行動する実体験を重ねていきましょう。

ねらい

時計を見て時刻を読み取るだけでなく、「時間」と「行動」をつなぎます。まずは、「時間が来たら楽しいことが待っている」という期待を持って、時計を見る習慣をつけましょう。

やり方

- おやつの時間の5分ほど前に、子どもに時計を見せて「○時になったらおやつを食べようね」と言っておく。その時間きっかりにおやつを出す。
- 時計を見せて「○時になったら散歩へ行こう!」など、子どもが楽しみにしている活動と時間をつなぐ。そして、「○時になったから行こう」と声掛けの際に時刻も伝える。
- 「○時になったら教えてね」と、子どもを「時計係」に任命する。「○時になったよ!」と教えてくれたら、「助かったよ、ありがとう!」とほめる。

工夫と配慮

- 時計を意識して行動させたい時は、「子どもが楽しみにしていること」とともに予告する。
- 脅しや注意に時計を使わない(例:「7時になったらゲームはしないよ!」「8時になったのに、まだお風呂に入っていないの?」など)。
▼嫌なイメージから入ると、時計を見なくなってしまうので注意。
- 最初はP84で作った時計の針を予定時刻に合わせて見せる。本物の時計が予定時刻を示したら、両方を見比べて「○時になったね」と伝える。

ひとこと

時計は、絵柄や装飾のない、単色のものを使いましょう。数字や針よりも、絵や装飾のほうに目が向いてしまうのを避けるためです。

また、アナログ時計とともにデジタル時計も置いておきましょう。

こんな時はどうする?

Q：時計を見ようともしません。

A：たいていの子どもは、最初は時計を見ようとしません。むしろ、自分が感じている時の流れが生活のすべてで、何かに興味関心が向いている時などは、時間が流れていると思っていないので、行動しないこともあります。

子どもに時間を教える時は、はじめは、**子どもの生活に合わせて**「○時になったらこれやろうね」と声掛けすることから始めましょう。

Q：時計は見ますが、行動し始めません。

A：時計の針が動くものとは思っていなかったり、「時計を見ること」と「時間を目安に行動すること」が結びついていない子どももいます。そのため、予定の時刻が来て、大人が急ぐように言ったり、慌てるそぶりを見せたりしても、子どもには焦る気持ちがわきません。

例えば、子どもの好きなテレビ番組が始まる前に「7時の○○番組が始まったよ」など、**その時刻になったら本当に始まったり終わったりすることを実感**させます。

「友達が待っているよ」「お母さんが困るから……」など想像させたり、気持ちを汲み取らせる言い方では、子どもによっては伝わりにくいかもしれません。

やってみました!

「早くしなさい!」では効果がなかったのに…

娘に時計の読み方を教える前は、「早くして!」が私の口癖。結局、私が手伝ってしまうので、「お母さんが全部やってくれる」と誤学習させてしまい、自分から行動しなかったのです。

療育センターで「時計」を教えてもらってからは、関わり方を変えました。「8時になったら靴を履いて出かけます」と時計を見せて指示し、8時になると私が先に出発するふりをします。お母さんが靴を履かせてくれると思ってのんびりしていた娘は、私が先に出るのを見て、慌てて自分で靴を履いて飛び出してきました。

「始まり」と「終わり」が見えない不安

「時計を見て、時間を知る」それができなくて真琴が苦しんでいるとわかったのは、小学校に入ってすぐでした。授業中に教室を飛び出しては支援学級まで行き、そこの机の下に隠れるという行為を繰り返していたのですが、原因は授業の始まりと終わりに鳴るチャイムの音でした。

時計や時間がわからないと、定められた時間の「始まり」と「終わり」が見えません。真琴にとってチャイムは、いつ鳴り出すのかわからないもの。毎日、緊張と混乱でいっぱいだったのです。担任の先生が「今のチャイムは始まりの合図だよ」と教えてくれたり、時計の見方を覚えられたことで、その後の学校生活を送ることができました。

■数直線で時間の長さとスケジュールがわかる

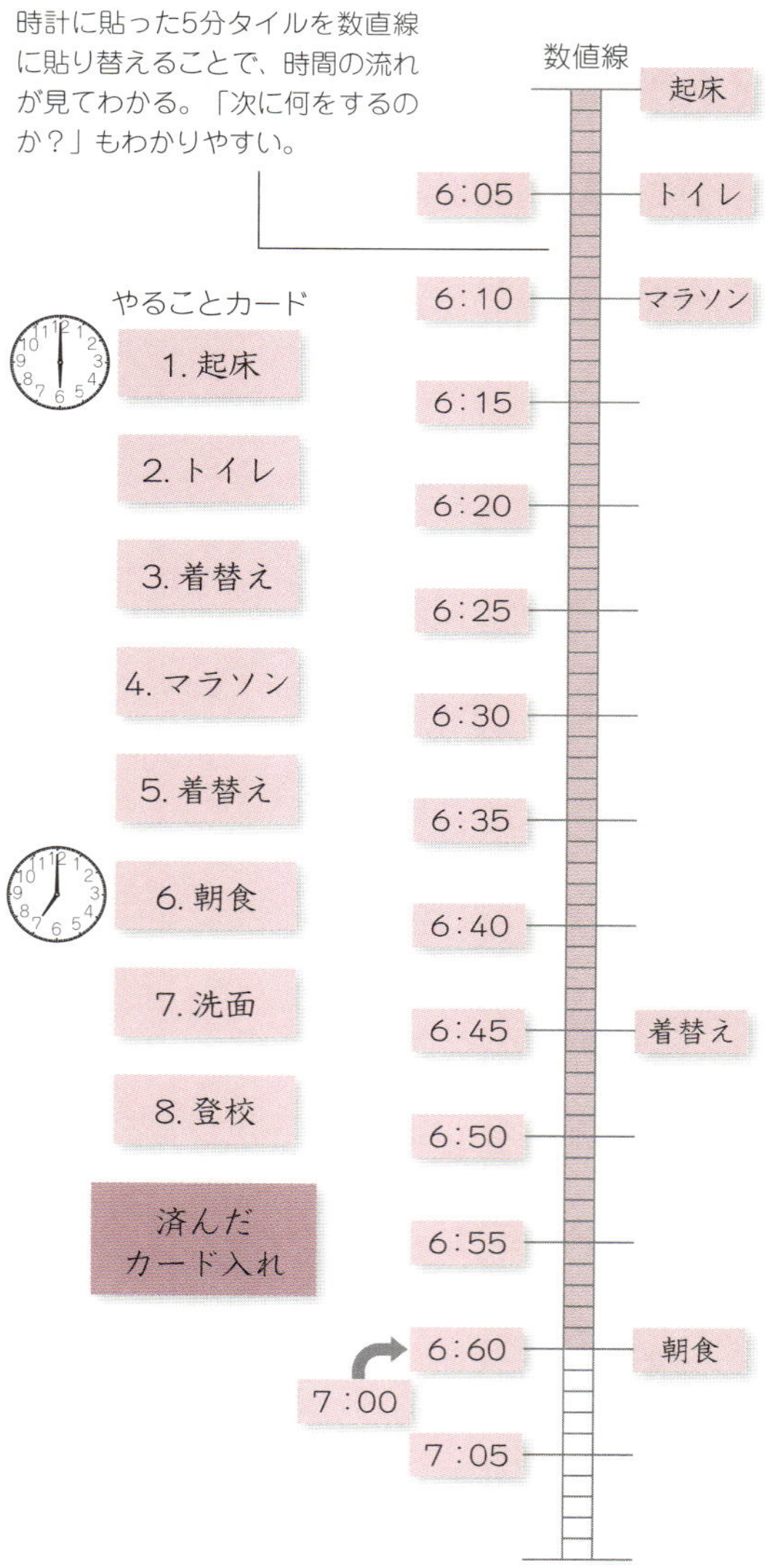

時間と時計がわかって自力通学ができた

小さい時から数字100並べ、30タイル並べ、1000タイル並べ、そして「時計」に取り組み、息子は時刻がわかるようになりました。そして、次に学んだのが「時間に合わせて行動すること」でした。例えば、「一緒に登校しよう」と7時40分に友達の家の前で待ち合わせても、自宅を7時40分に出たりしていたのです。また、自分が約束の時間よりも早く着いて、相手がいないと、「まだ来ていない」ではなく、「先に行ってしまった！」と解釈してすれ違うこともありました。

私が「電車に乗り遅れた時、あなたならどうする？」と聞いて、「寝ないで、次の日まで待っているのがいいと思います」と返されたこともありました。よくよく聞いてみると、翌日の同じ時刻まで電車が来ないと思ったようです。今では、時刻表を読むのも得意で、次の電車があることもわかっているので落ち着いて対処できます。1駅寝過ごしてしまった時も、自力で逆方面の電車に乗って戻ってきました。

一方で、電車の乗り換えには苦労しているようです。詳しく表示されている駅もあれば、そうでない駅もあります。また、同じルートでも時間帯によって別のホームに移動する必要があったりします。それでも、駅のホームの写真を撮るなど、自分なりに工夫しています。

今、息子は腕時計とスマホを使い、友達と映画に行く予定も立てられます。時間と予定（見通し）がわかったことでパニックが減り、一人で留守番もできるようになりました。自宅から駅まで自転車に乗り、電車を乗り継いで、最寄駅から学校まではスクールバス。片道2時間弱の道のりを、毎日一人で通っています。

「時計が読める」それだけで彼の世界はとても楽になり、同時に可能性が大きく広がることを知りました。

17

数字と時計・お金

スケジュールを作って「予定」にそって「行動」しよう

スケジュール（予定）を立てたり、その通りに実行したりする体験をします。数分、数時間、1日、1週間、1か月……と期間を少しずつのばしていきましょう。

ねらい

スケジュールを決めて、その予定にそって行動したり、先の予定がわかったりすると、子どもの中に「自分からやってみよう」という気持ちが育ちます。

特に最初のうちは、子どもにとって楽しみな活動を「予定」として知らせて、**その通りに出来事が起こることを体験**させましょう。

やり方

①何か予定（今日中にできるもの）を立て、それを子どもに知らせるとともに、カレンダーに記入したり、予定表を貼りだす。言葉だけではなく、絵や写真なども使って示す。

②直前になったら本人に声をかけ、指さしや手添えをしながらスケジュールを確認する。

③予定が終わったら、活動内容をカレンダーから消して、**「終わった」こと**を知らせる。

▼文字であれば線で消す、カードやメモなら取り外したり、裏返しにする。**「どこまで進んでいるのか」をわかりやすくする。**

工夫と配慮

・予定は子どもが楽しみにしそうな内容にする。

・予定の時間が近づいたら、「○○するよ」と言って一緒に楽しむ。

・活動の「始まり」と「終わり」を、時刻や内容で明確に示す。

こんな時はどうする？

Q：スケジュール表を見ません。

A：先を見通すのは難しいことです。予定表の通りに物事が始まったり終わったりするという認識がないのかもしれません。

〈夏休みのスケジュール〉

年　　月　　日（　　曜日）　のスケジュール

6:00

起きる

7:00
朝ごはん

弟とあそぶ

8:00

弟を保育園へ送る（おるすばん）

9:00

本読み、計算カード

10:00
夏休みの生活ノート

本読み（「大きなかぶ」、母と交互に）

11:00
足し算（繰り上がり）、あさがおの観察

12:00
カレー作り（じゃがいも、にんじんの皮むき）

お昼ごはん

13:00

14:00

15:00

16:00
買い物（袋入れのお手伝い）

16:30

17:00

18:00 晩ごはん

お風呂

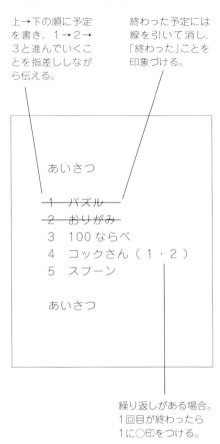

19:00

20:00

〈幼児の課題学習〉

上→下の順に予定を書き、1→2→3と進んでいくことを指差ししながら伝える。

終わった予定には線を引いて消し、「終わった」ことを印象づける。

あいさつ

~~1　パズル~~
~~2　おりがみ~~
3　100ならべ
4　コックさん（ 1 ・ 2 ）
5　スプーン

あいさつ

繰り返しがある場合。1回目が終わったら1に○印をつける。

短時間の見通しを立てて、予定を作ることから始めましょう。スケジュール表に、その予定で使う物の写真を貼ったり、イラストで描いたりします。例えば、ボールの絵を見せながら「○時にボール遊びをしようね」と声をかけ、時刻になったら、改めて「ボール遊びだね」と伝えます。予定の時間が終わったら、スケジュール表を示して、「これでボール遊びは終わりです」と再確認。一つ一つの行動を予定通りに実行する経験を重ねて、スケジュール表と自らの行動が一致していることを知らせていきましょう。

Q：予定を伝えると「今すぐにできる！」と勘違いします。

A：「土曜日になったら、プールに行くよ」「日曜日に、ホットケーキを作ろうね」などと、後日行う予定を子どもに伝えた時に、示されたことが「今すぐにできる」と思い込んでしまう場合があります。

カレンダーなどに予定を記載し、それを指さして予定が「今ではない」ことを教えましょう。また、「今日やりたかったのに残念だね」と子どもの気持ちを受け止めた声掛けをした上で、伝えるとよいでしょう。

やってみました！

「予定変更」を受け入れることも必要

療育で「スケジュール」がわかるようになった和也ですが、プリント課題をしている最中も時計ばかり気にするようになりました。予定通りに進まないことが気になって仕方がないのです。課題に集中できず、終了時間も延びてしまい、怒りだしそうな顔をしていましたが、先生が「予定変更です」と言って、スケジュールに修正を書き入れると、気持ちをぐっとこらえて「予定変更」を受け入れました。

先生からは、「**スケジュールを理解すると、その通りにできないことに腹を立てる子どももいます**。だから、スケジュールとともに**『変更』を受け入れることも導く必要があります**。実生活は予定変更の連続ですから。和也君は受け入れてえらかったね！」と言われ、親も子も納得しました。

保育園時代から休みの日をチェック

月が替わるタイミングで、カレンダーの取り組みを始めてみました。保育園が休みの日に赤丸をつけて「休み」と書くと、

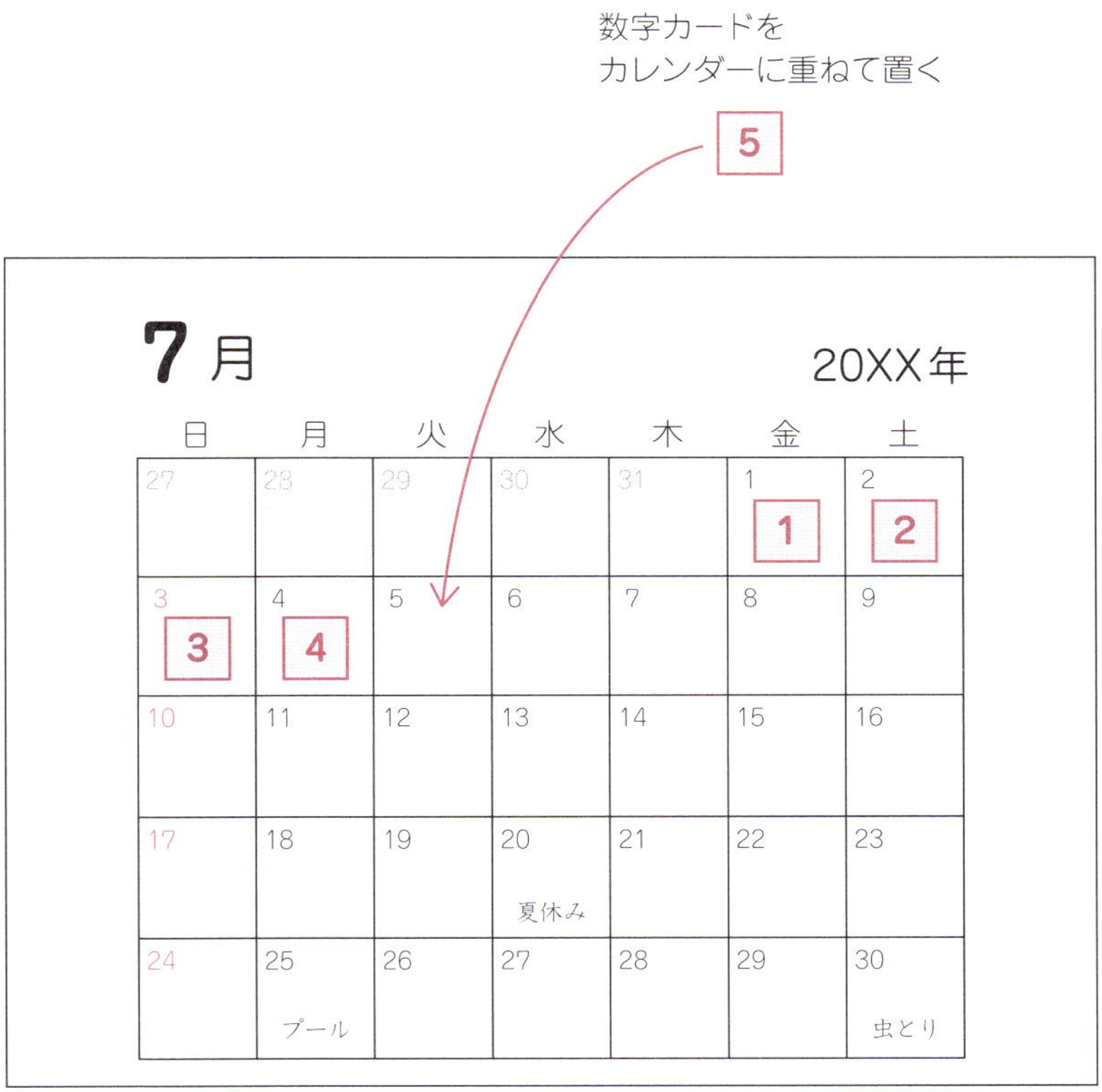

子どもはそれを見ながら楽しみにするようになりました。小学校は「夏休み」や「登校日」など日程が複雑になりますが、カレンダーで予定を確認できることを覚えてくれたので、混乱することもありません。

●カレンダーの学習

やり方

●100並べ（P67）で使用した数字カードの1〜31を使って、カレンダーの日付の数字の上に置かせる。

▼タイルで30までの数字を学んだ後だと、カレンダーの数字とタイルの量がつながりやすくなり、「○日後」といった日数や期間がわかりやすくなる。

18

人とのやりとり

否定から肯定に変えて伝える

「○○してはダメ」を「△△しよう」に変えるとお互いの関係が変わります。⑱～⑳は主に大人が実践するものです。でもそれは、子どものよい手本にもなるでしょう。

ねらい

子どもにルールやマナーを伝える時、「○○してはいけません」「○○はしません」と否定や禁止の表現を使いがちです。そうすると「叱られたこと」だけが記憶に残って内容が伝わらない場合があり、子どもはまた同じことを繰り返してしまいます。

そこで、なるべく否定ではなく、「○○しましょう」という**肯定表現で言う**ようにします。子どもに禁止するのではなく、これからするべき行動を導くのです。

やり方

● 普段、大人がやっている**否定的な声掛けを自覚する**。無意識に使っている否定表現を肯定表現に置き換える。

▼「机の上に上がってはいけません」→「椅子に座りましょう」、「廊下を走ってはいけません」→「廊下は歩きましょう」など。

● 注意したり叱ったりする前に、「どのように伝えたらよいか?」を一日考えるようにする。大人が反射的に声掛けをしていると、子どもは注意されることに慣れてしまい、「また言ってる」と話を聞かなくなることがある。

● 肯定的な声掛けを子どもが受け入れたり、言われたことを**実行しようとしたら、すかさずほめる**。

▼「まだ、机の上の道具に触っちゃダメ!」を「手はひざにしましょう」という声掛けに変えて、子どもが少しでも手をひざに置こうとしたらほめる。

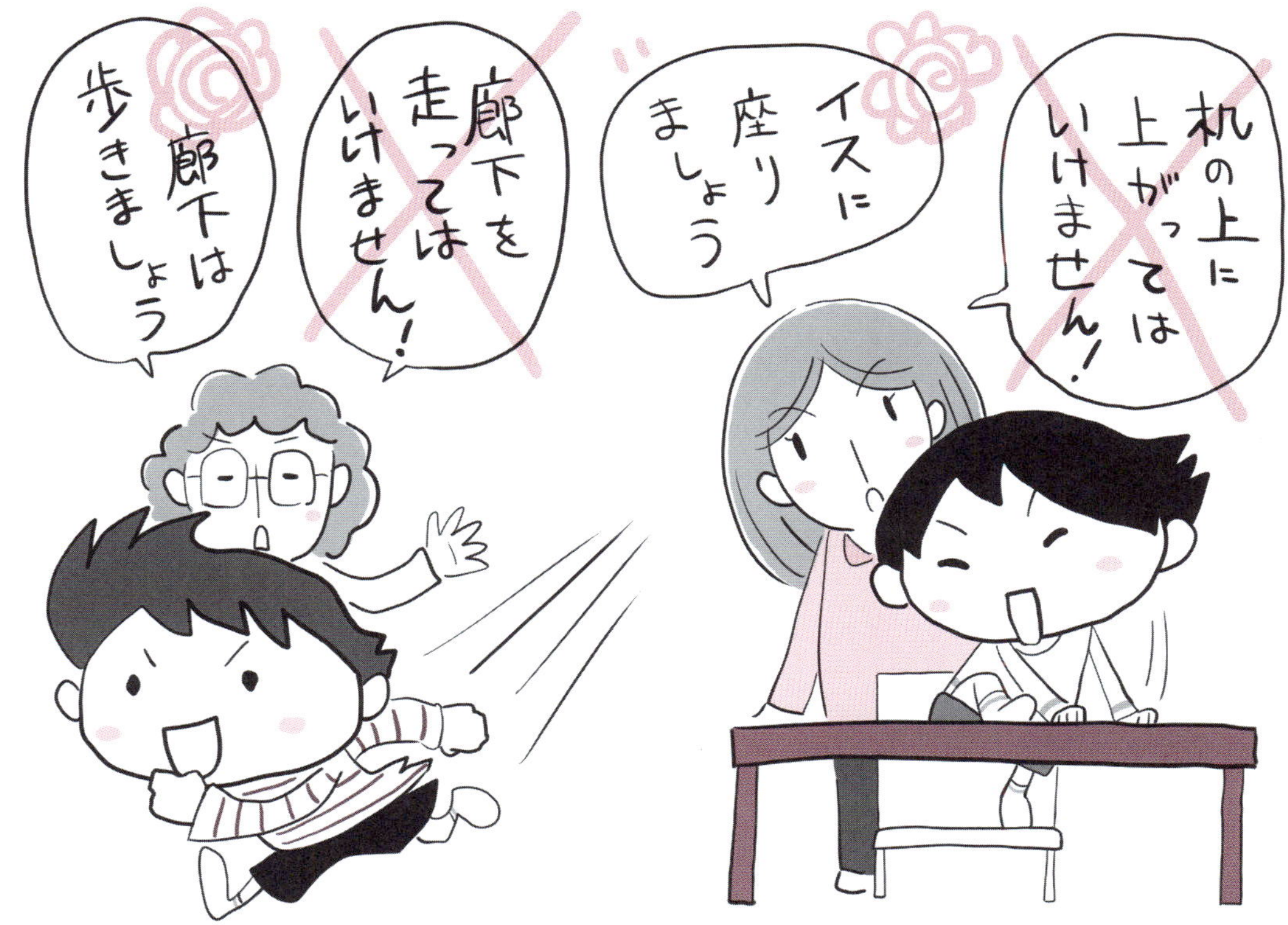

こんな時はどうする？

Q：肯定的に伝えても、わざということを聞きません。

A：大人がやめてほしいことを、子どもがわざと続けている……といった場合、大人の注意をひきたくてそうしている可能性もあります。本人が「わかって」やっている時は、「かまってほしい」など他に理由があることが多いです。**なぜそうした言動を続けるのか、子どもをよく観る**必要があるでしょう。

Q：肯定的な言い換えがすぐに思い浮かびません。

A：ずっと言い続けていたことを急に変えるのは簡単ではありません。子どもの「できていないところ」にばかり目が向いてしまうこともあるでしょう。例えば、子どもが幼稚園や学校に行っている時に、肯定的な言葉やその子の「いいところ」を考えてみてください。

・多動→いろんなことに興味がある
・動かない→どっしりと構えている
・口答えをする→自分の意思を持っている

対面している時だとつい忘れそうになる子どもの姿を、見直せるかもしれません。子どもが何かに一生懸命に取り組んでいる姿を思い浮かべながら、肯定的な見方を探していきましょう。

Q：「何でできないの！」とつい言ってしまいます。

A：大人に手立てがない時ほど、子どもを責めがちです。そこは一呼吸置いて、「指示がわかりづらかったかもしれない」と考えてみましょう。手添え、指さし、見本を見せるなどの段階（P33参照）を踏んで関わりましょう。

やってみました！

否定をやめたら子どもが変わった

歩美は独り言が多く、いつも「今はしゃべっちゃダメ！」と注意していたのですが、効果がなく、くたびれ果てて先生に相談しました。『○○してはダメ』を『△△しましょう』に言い換えていきましょう」とアドバイスされたので、「口を閉じます」という言い方に変えてみました。すると、その一言で口をきゅっと結んで閉じたのです。私が思わず「えらいね！」とほめると、歩美はニコッとして、そのまま口を閉じ続けました。

肯定的に伝えたことで、歩美がその通りにしようとしたので、私もすぐにほめられます。歩美もほめられると喜ぶし、どうすればいいのか「ふるまい方」がわかりやすいようです。

ひとこと

保育園や学校など、集団の場で先生が「○○してはダメ！」と言い続けると、他の友達が「また○○ちゃんがやった！」「○○ちゃんが悪い！」と言うようになります。そのため、先生方には、他の子どもがいる時は特に肯定的な指示をしてもらうようにお願いしています。

すると、友達も先生の言い方と同様に「○○ちゃん、××するよ」と、その子がわかる言い方で言葉をかけるようになります。大人の声掛け一つで集団は変わります。

19

人とのやりとり

伝わるようにほめる、認める

子どもをほめたり、認めたりする時は、それが本人に伝わっているかどうかを意識しましょう。

ねらい

ほめられること、認められることは、子どもにとってうれしいものですが、こちらがほめたつもりでも、そのことが伝わっていない場合があります。大人が「伝え方」に留意し、**子どもが「ほめられた」「認められた」としっかり認識できるようにします**。特に、子どもの注意をひいてから伝えるようにすると効果的です。

やり方

①子どもが今、何に注意を向けているかを確認する(視線がどこを向いているか、他の音などに気が逸れていないかなど)。

②子どもの注意をひきつける(名前を呼ぶ、指さしをする、子どもの身体をこちらに向かせる、身振りを大げさにする、姿勢を整えさせて「今から大事なことを言います」と前置きをするなど)。

③**子どもの注意が向いてから、ほめる、認める**などの働きかけをする(注意が向くまでは待つ、あるいは大人が関わり方を変えて注意をひく)。

工夫と配慮

・大人には当たり前と思えることでも見逃さないでほめる。

・少し難しいことをクリアできた時など、適切なタイミングでほめる。

・本人の頑張りどころ(結果だけでなく過程)を具体的にほめる。

・ほめていることが本人にわかるように工夫する(ほめ言葉を文字に書いて渡す、声のトーンや表情を変える、など)。

・家族や他の人の前でほめる。
・何かを我慢したり、文句を言わずに堪えられた時にも、「よく待てたね」「我慢したね」と伝える。

こんな時はどうする？

Q：ほめても喜びません。

A：ほめたことが本人に伝わっていないことがあります。例えば、実際にはできていないのに、「すごい！」「上手！」といった声掛けをされると、幼く扱われていると思ったり、自分の意図しないことでほめられることに戸惑ったりします。

　本人が納得していないことだと、ほめられても「こんなの違う！」と反発することがあります。

コラム

「よくできました」だけではなく、子どもの視点に立ってほめる

　療育で、卓也君が折り紙の鶴を折れた時に、私（橋本）は思わず「卓也君、上手！」とほめました。すると彼は、「僕な～、先生が『上手にできたね』って言うても、わからへん。『角をとがらせるところがうまくできてる』って言うてくれたほうがええわ」と言いました。通り一遍のほめ言葉ではなく、本人の頑張りどころを一緒に伝えることが大事だと教えてもらいました。

　また、以前は、雨の日に子どもたちの好きなプールが中止になると、飛び出そうとする子を「止める」のに必死でした。しかし、子どもと一緒に窓の外を見ながら、「今日は雨が降ってプールはないね。残念だね」と気持ちを代弁すると、子どもも私の膝に乗って一緒に外を眺めるようになりました。「止める」だけでなく、気持ちを言葉にしたり、あきらめる気持ちに寄り添ったり、共感することの大切さを実感しました。

　他にも、姿勢よく挨拶をして静かに着席した子どもに、「すばらしい挨拶でした」と言葉で伝えながら、「すばらしい」と紙に書くようにしています。その文字を見た子は、ニコッと微笑んで学習へと向かいます。

　私は、その子の努力していることやすばらしい面を、手紙に書いてよく渡します。文章は何度でも読み返すことができるので、子どもたちの自信になる言葉を届けたいと思っています。

20 伝わるように叱る

人とのやりとり

叱る時に大事なことは、「何がいけなかったのか?」「どうすればよかったのか?」が子どもに伝わることです。

ねらい

親が子どもを「叱る」状況は、親がしてほしくないこと（危険な行為や怠ける、他人に迷惑をかけるなど）を子どもがしていたり、親が指示した通りにしてくれなかったり……といった時ではないでしょうか。親がそれを叱るのは、子どもがこれから生きていく上で困らないようにするためのアドバイスであり、周囲とトラブルにならないようにするための警告であり、危険を回避するための重大な指令であるはずです。

何かあれば「止める」のが先ですが、「止めた」だけでは子どもにその意図が伝わらない場合があります。本当にその行為をやめさせたいと思うなら、「止めた」後の伝え方と向き合い方が重要です。

やり方

①叱る前に、なぜ、その行為をしたのか、子どもの言動の理由を考えてみる（必ず理由があるはず）。

②大人と向き合う姿勢を作らせる（子どもが他に注意を向けないようにさせる）

③子どもの注意をひく。

※怒られることがわかると、当たり前ですが、子どもは余計に視線を合わせません。

工夫と配慮

・謝らせることは大事だが、それで「終わり」になっていないか考える。怒られた記憶だけが残ると「なんで自分ばかり」と自尊心が低下する可能性がある。

・叱った後は、「どうすればよいのか」までしっかり導く（子どもに状況を見させたり、後始末をさせたり、正しいやり方をもう一度やって見せる）。
・時には、子どもの言動の理由を考えて、共感したり、気持ちを代弁。その上で、どうしたらよいのかを一緒に考える。

こんな時はどうする？

Q：友達の玩具を取って先生に叱られ、「ごめんなさい」を言ったのに、すぐに同じ行動をしてしまいました。

A：本人が原因で友達とトラブルが起きた時に、「〇〇君、『ごめんなさい』は？」と促す指導がよく行われます。ただし、「ごめんなさい」を言わせているだけで、本人にその意味がわかっていないと問題は解決しません。「ごめんなさい」だけでなく、玩具を貸してもらう時の「借り方」や「受け取り方」、順番を「待つこと」について伝える必要があります。人とのやりとりを教えた上で、「ごめんなさい」を言えるようにしましょう。

ひとこと

どんな時に子どもを叱るのか、家族のルールを決めておくのはどうでしょうか。例えば、
①命に関わるような危険なこと
②人の迷惑になるようなこと
③家族のルールやマナーに反すること

また、子どもが大声で泣いていたり、興奮状態の時は、大人のほうもイライラしてきます。そんな時に感情に任せて叱り、子どもと同じトーンでその理由を説明しても、本人には、「大声で怒鳴られたこと」しか伝わりません。

重要なのはしっかり向き合うこと。動きを止めて、子どもの注意をひいた上で冷静に伝えましょう。子どもの行動に拍車をかけないように、ゆっくり、低いトーンで話します。

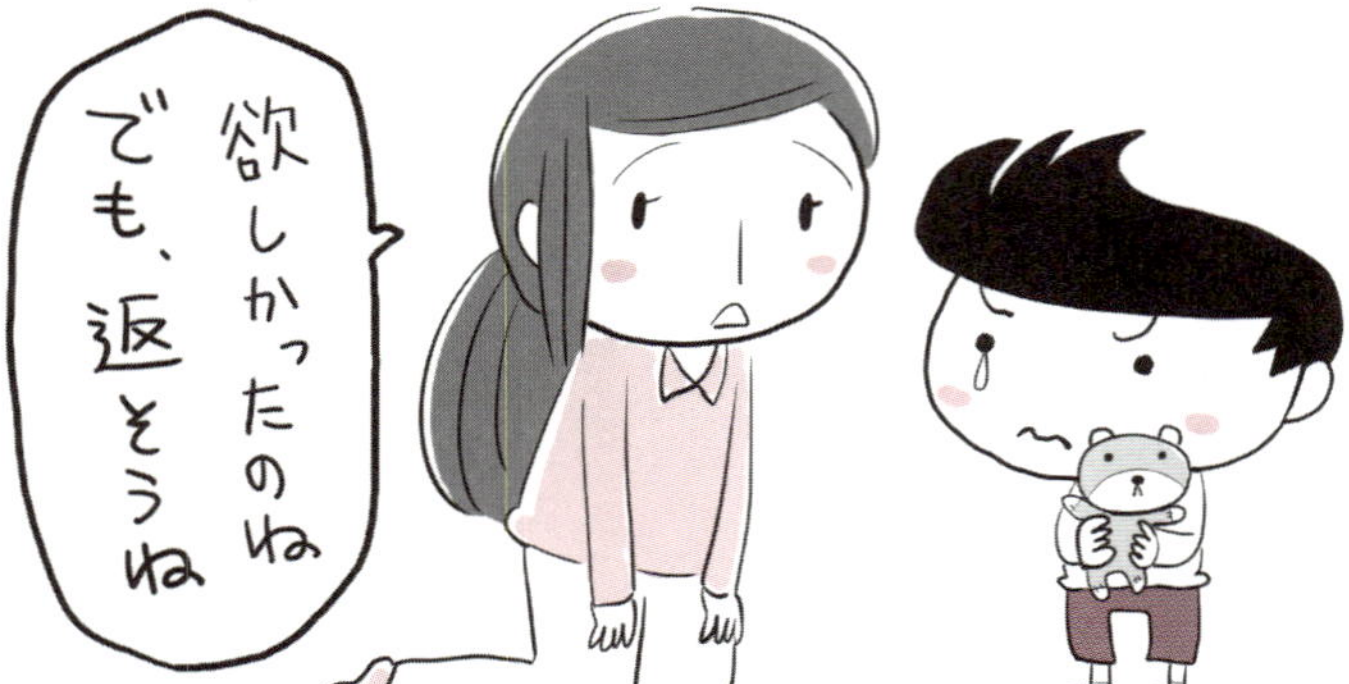

やってみました！

謝る姿勢を見せる

優斗が典子ちゃんの玩具を取って、突き飛ばしたのを見た私は、すぐに駆け寄って彼女を起こし、優斗に「ごめんなさい」を促しました。でも、優斗は謝ろうとせず、玩具も返そうとしません。

典子ちゃんのお母さんは「いいですよ、お互い様です」と言ってくれましたが、私は「いいえ、ご迷惑をおかけしました」と優斗の前で謝る姿を見せ、優斗にも「突き飛ばすのはいけないことです。玩具も典子ちゃんに返します」と伝えました。

そして、もう一度「すみませんでした」と典子ちゃんと彼女のお母さんに謝る姿を見せると、優斗もようやく「ごめんなさい」を言うことができました。

ひとこと

「子ども同士のことだし、お互い様だからいいですよ」というやりとりはよくあります。その言葉に甘んじて、問題に向き合わないままでいると、「子どもも同士なら許してもらえる」という誤学習をしてしまいます。優斗君のお母さんは、謝ることを教えるために、自分の姿を見せて最後まで向き合ったそうです。

先生との上履き探しの経験で忘れ物が減った

真帆は忘れ物が多く、以前も上履きの入った袋を持たせて送り出したはずなのに、学校へ行く途中でどこかに忘れてきてしまいました。どこに忘れてきたのか、本人に聞いてもわかりません。先生から連絡を受けて、私も探しましたが見つからず、もう一足を買うことに。それなのに、その上履きもどこかに落としてしまったのです。

先生は「大事な上履きです」と言って、真帆を叱りました。真帆は泣いたそうですが、叱った後で先生が「一緒に探そう」と、帰り道をたどりながら探してくださいました。そして、上履きが見つかった時には、二人で喜び合ったそうです。

この出来事をきっかけに、真帆の忘れ物や落とし物は減っていきました。先生には叱られましたが、上履きが見つかるまで一緒に探していただいた経験が、真帆の心に残っています。

このように、大人が真摯に付き合ってくれたこと、見つかるまであきらめずに探したことが、本人の意識や工夫につながったようです。

21

人とのやりとり

物を受け取ったら「ありがとう」

物の受け渡しは日常的な動作です。物を雑に扱わない、受け取る時に「ありがとう」が言える、この二つができるだけで周囲に与える印象が変わります。

ねらい

人から物を受け取る時の、基本的なふるまい方を導きます。

受け取る際に「ありがとう」と感謝の言葉を伝えることも大事ですが、物のつかみ方や手の向きなどの動作も非常に重要です。例えば、子ども同士の物の貸し借りからけんかに発展することがありますが、その理由の一つに「物を奪い取るような動き」があります。

仕草やふるまい方は、大切なコミュニケーション方法の一つなので、幼児期から丁寧にしておくと、友達や大人とのやりとりも円滑になります。

やり方

①大人が子どもに「どうぞ」と言いながら、意図的にゆっくりと物を渡す。子どもが相手に注意を向けて、自分から手を出すようにさせる。

②子どもが手を出したら、手のひらが上に向くようにさせる。

③子どもの手のひらの上に、そっと物を置く。

④子どもが視線を合わせたり、「ありがとう」と言ったら物を渡す（それまでは、物から手を離さない）。

工夫と配慮

・子どもの注意をひいてから手渡すようにする。話しかけられても相手のほうを向かない子どもの場合は、「相手への注意の向け方」から導く（身体の向きを変えさせる、名前を呼んでから、渡す物を子どもの視界に入れるなど）。

・子どもが物を受け取る時にどのようにしているかをよく観る。もし、奪い取るような動

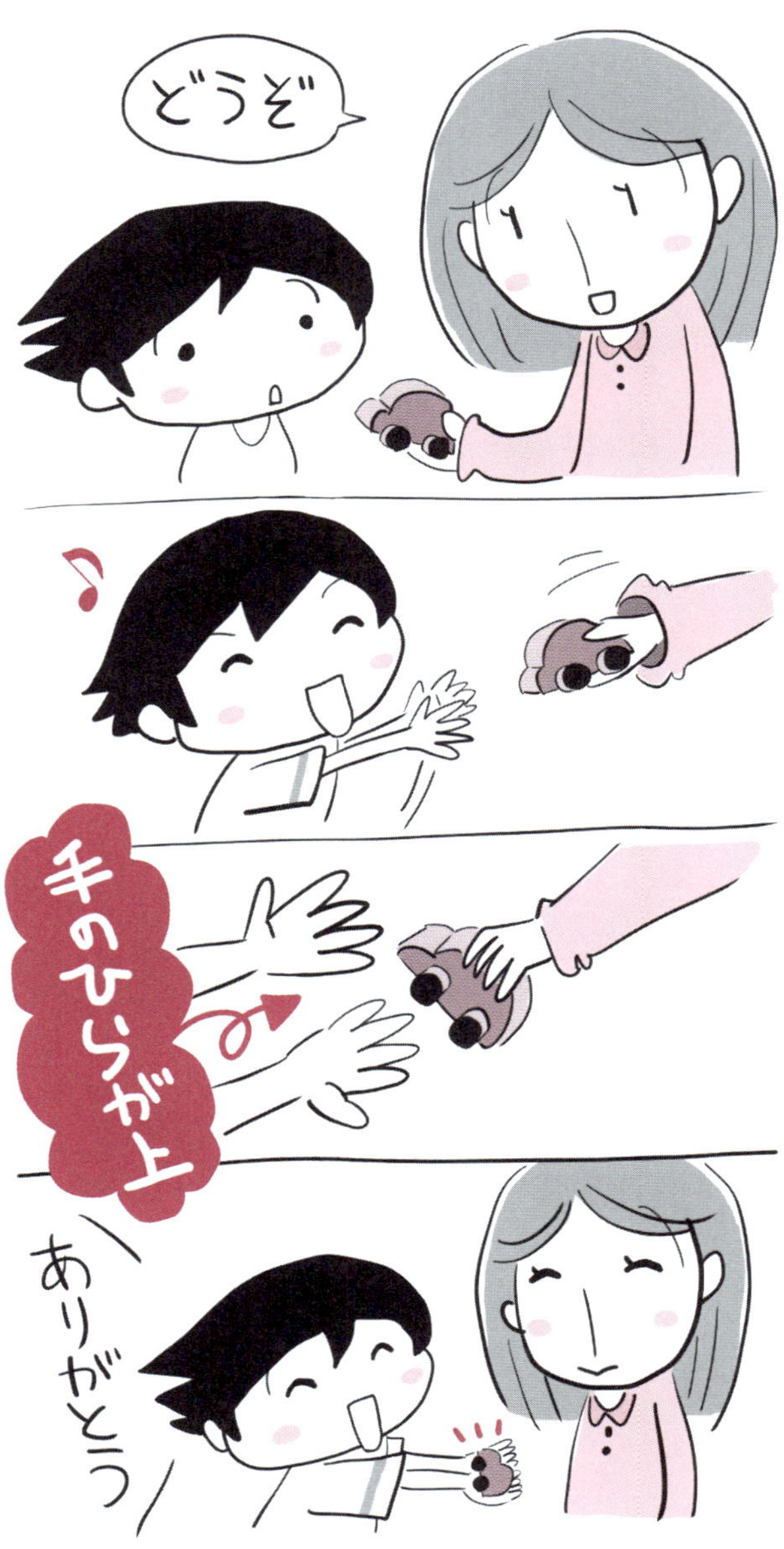

きをしていたら、大人が手を添えて、子どもの手のひらを上向きにさせて受け取らせる。

・大人は子どもに向かって、なるべくゆっくりと物を渡すようにする（子どもが相手と物をよく見るようになる）。

・子どもの手のひらが上に向いたタイミングで、物を渡すようにする（**「手のひらの向き」と「物を受け取ること」が関連付けられるように**）。

・できにくい時は、大人が二人で導く。一人が「どうぞ」と言って物を渡し、もう一人が子どもの後ろ側から手を取り、「ありがとう」と言いながら受け取る動作を教える。

・子どもが相手のほうを向いたり、「ありがとう」と言えたら大いにほめる。

・大人と子どもでできるようになったら、子ども同士で受け取り・受け渡しをさせる。

・大人は、子どもが指示通りにできた時は、常に「ありがとう」と言うよう心がける。

こんな時はどうする？

Q：相手から物を奪い取るような動作をしてしまいます。

A：大人は、子どもが手のひらを上に向けて「受け取る動き」をするまでは、物を渡さずにしっかりと持っていましょう。例えば、おやつの時間にお菓子を渡す場合も、子どもが手のひらを上に向けるまでは、渡さないで、受け取る体勢ができたら手の上に置いてあげます。「受け取る仕草ができるまでは物を渡さない」ということを徹底して、繰り返しトレーニングしてみてください。

療育では、教師が子どもに物を渡す際に、その子がどのような手の動きをしているかを観ています。乱暴に物を取っていく子どもでも、本人に奪い取るようなつもりは全くなく、「貸してもらう」くらいの気持ちでいる場合も多いのです。しかし、これでは友達に「取られた！」と勘違いされて、けんかに発展しかねません。まずは手を添えて、手のひらを上に向けさせることから始めます。

コミュニケーションは、言葉だけではなく、ふるまい方も大きく関係します。幼児期からふるまい方を学んでおくと、人に与える印象も違ってきます。たとえ自分の気持ちをうまく言葉にできない時でも、あらぬ誤解を受けずにすみます。

やってみました！

手の向きができるまでは引っ張られても離さない！

こども園に通う娘は、先生の手から連絡帳を奪い取るように持っていっていました。これは私も気になっていて、療育時に相談したところ、「受け取り方」と「ありがとう」のやり方を教えてもらいました。

私は、娘に渡す物を奪い取られないように、しっかりと握りしめて、手のひらが上に向けられるのを待ちました。最初は、娘もどうにか奪い取ろうと引っ張っていましたが、それが2、3回続いた後、ふと私のほうを見て力を緩め、手のひらを上に向ける仕草をするようになったのです。私はすかさず、娘の手の上に物を載せて、「ありがとう」を言うことを教えました。

繰り返すうちに、娘も「受け取り方」が身についてきて、私以外の人から物を受け取る時もふるまい方が変わってきました。こども園で先生から連絡帳を受け取る時も、「ありがとう」と言えるようになりました。

22

人とのやりとり

物を渡す時は「どうぞ」

「どうぞ」「ありがとう」は対人関係の基本です。丁寧に物を扱うことなど、大人もよい見本となれるように普段から心がけましょう。

ねらい

「どうぞ」「ありがとう」というやりとりは、目線、手の向き、相手との距離など、人とのやりとりで基本のふるまい方です。仕草一つで相手に与える印象も変わってくるので、「物の受け取り方」とあわせて身につけましょう。

大人の行動は、子どものお手本となります。普段から、大人が物を放り投げるように渡していたら、子どもも同じようにして渡すようになります。日常生活の中で、大人がよい見本を実行して見せることも大事です。

やり方

①大人が「どうぞ」と言って、子どもに物を渡す。その際に、子どもの意識を大人に向けさせる。前項と同じ要領で、子どもが手のひらを上に向けたら物を渡す。

②子どもから大人に物を渡してもらう（大人が「○○をちょうだい」と言ったり、指さしで渡してほしい物を示す）。あくまでも、子どもが自ら大人へ手渡すようにする。

③子どもが物を渡す時には「どうぞ」と言わせ、受け取った大人は「ありがとう」と言う。

▼「どうぞ」が言えない子どもは、「相手の顔を見てから渡す」でもよい。大人が差し出した手のひらに物を置けたら「ありがとう」と言って受け取る。

④②と③を再度行う。

工夫と配慮

・はじめに、子どもの注意を大人に向けさせる。子どもが気づきにくい時には、大人が二

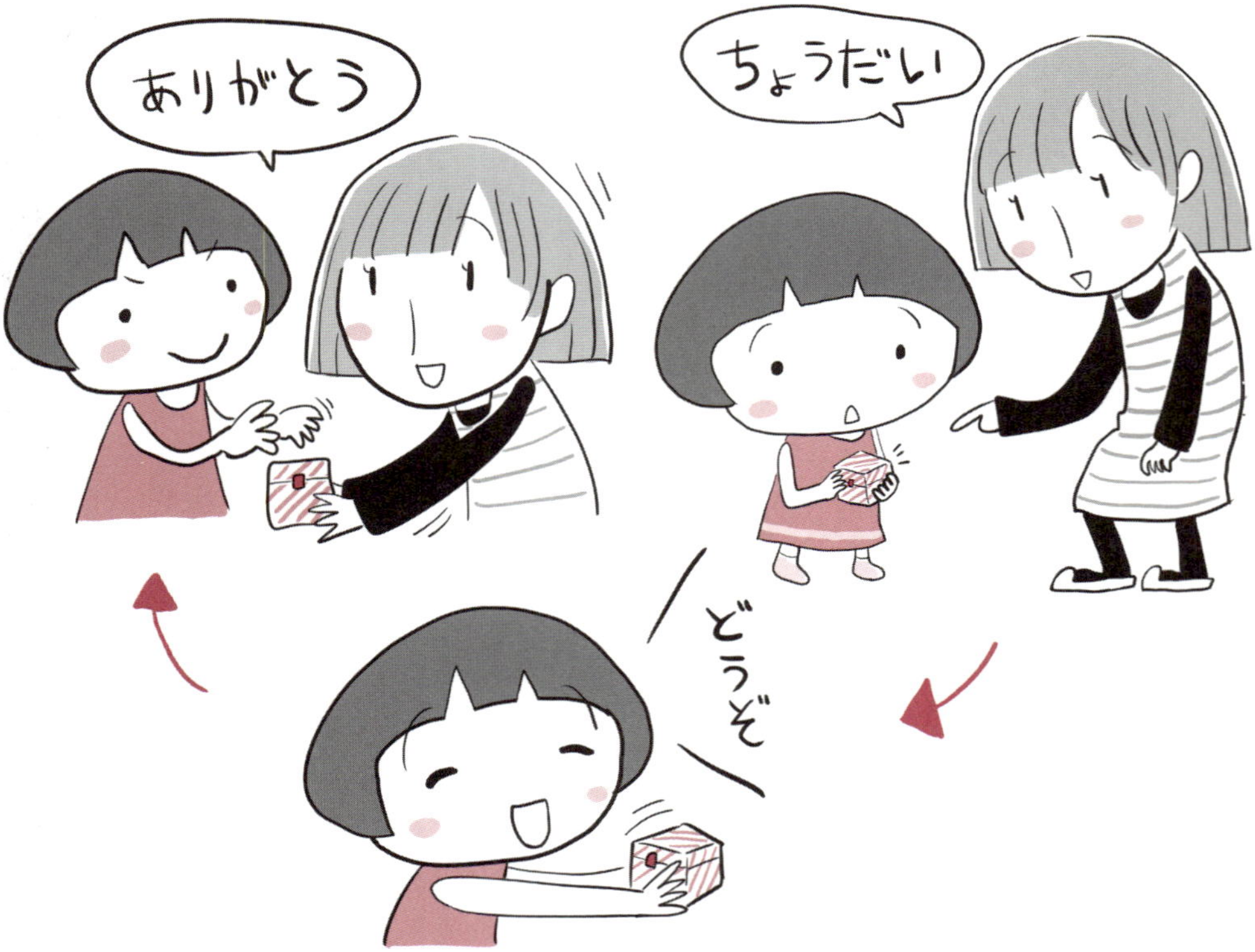

人で導く。一人が子どもの後ろ側から手を持って、「どうぞ」と台詞を言いながら物を渡す仕草を導き、もう一人が「ありがとう」と言って受け取る。

- 子どもが、丁寧に相手に物を渡す動作ができたり、「どうぞ」と言えた時には、大いにほめる。
- 大人は「ちょうだい」と言ってからすぐに手を差し出さずに、少し間合いを取って出すようにすると、子どもが「どうぞ」と言いやすくなる。
- 大人からの「ありがとう」は、子どもと目を合わせた状態で言う（物を渡した後も、子どもの意識を大人に向けさせておく）。
- 大人を相手にできるようになったら、子ども同士でもやってみる。

こんな時はどうする?

Q:目線をこちらに向けず、物も手の上ではなく他の場所に置いてしまいます。

A:目線を向けないのは、他に気になる物があって見ていたり(相手に意識が向いていない)、場所に関係なく「物を置いた」という行為で「渡す」目的を果たしたつもりになっている、といったことが考えられます。

この時、「手渡しではないけれど、物をこちらに渡してくれたからよしとしよう」としてしまうと、**「指示された物を、指示された場所に置かなくてもよいのだ」と誤学習**してしまいます。

「○○をちょうだい」と働きかける時は、まず子どもの注意をこちらに向けさせ、渡してほしい物に目を向けさせ、「相手の手の上に置くこと」を意識させましょう。

指さしや手添えをしながら子どもに仕草を教え、やり方の②③の手順を何度も繰り返します。サポートなしでも、丁寧な物の受け渡しができることを目指しましょう。

また、「目線を相手へ向ける」というのはとても大切なポイントです。集団の場面で発言者のほうを向いて話を聞くことや、会話中に相手のほうを見て話を聞くことにもつながります。大人になってからのふるまい方が違ってくるのです。

ひとこと

筆者の療育では、幼児期から人に物を手渡す際の動作として、「どうぞ」と言って相手の手の上にそっと置くということを練習していきます。何度も繰り返すうちに、就学する頃には身について、先生や友達にも上手に手渡すことができるようになっています。こうしたふるまい方は、相手に好ましい印象を与え、人間関係も良好にしてくれます。

また、手渡しの練習では、「はさみを渡す時には、相手に刃先を向けてはいけない」ということも教えます。はじめは、なぜそうするのかわからない子どもも多いですが、手を添えながらやり方を導き、「そのようにするものなのだ」と型として身につけさせます。最初は意味がわからなくても、後々、体得していくものです。

就学した子どもが、久しぶりに遊びに来てくれて、私に「はい、どうぞ」とはさみの柄のほうを向けて手渡してくれた時は、本当に嬉しい気持ちになります。

人とのやりとり

23 困った時に「手伝って」を伝えられるようになろう

困ったことが起きた時に、周囲に助けを求められることは重要です。適切なタイミングで「手伝って」の伝え方を練習しましょう。

ねらい

困った時に、自己完結せずに周囲に援助を求められることは大切です。

難しい課題にまずは自分で挑戦して、「できない」と感じたら人に助けを求めるということを学びます。誰かに**手伝ってもらうことは、「人と一緒にやる」ことでもある**ので、人との信頼関係を築くことにつながります。

やり方

①子どもがやや難しい課題に取り組もうとする姿をよく観察する。

②子どもが明らかに援助を必要としている（視線を送ってくる、物を手渡そうとするなど）のに、「手伝って」と言えない時には、大人が『「手伝って」だね』と言って、意味づけをする。

③子どもから「手伝って」と頼まれたら、大人が手伝う。ただし、**課題の最後の仕上げは子ども自身に任せて**、「できた！」の瞬間を味わえるようにする。

④本人から「手伝って」という**援助の求めが出るまで待つ**。子どもが援助を求めないうちは、大人は直接手を出さず、指さしでポイントを示すなどに留める（本人のできるところまで介入しないように注意）。

工夫と配慮

・普段から、子どもが課題と向き合う時の様子をよく観ておき、適切なタイミングで声掛けする。早すぎる指示や援助は、本人の意欲を損なう。

・プライドが高く、「手伝って」

が言えない子どもや、何を「困っている」のか自覚しづらい子ども、援助を求めることを知らない子どももいる。助けを求められないまま「できないこと」に落ち込み、自尊心が低下してしまう場合もあるので、その前に**「手伝って」が言える環境を作る**（様子を見計らって、「一緒にやろうか？」「手伝うよ？」と声をかけて、助けてもらえる環境があることを伝える）。

・子どもが視線を送ってくるなど、手伝ってほしそうなことがわかっても、あえて**「『手伝って』だね」と気持ちを言語化**する。こうすることで、子どもは自分の意思が伝わったことがわかり、援助の求め方を学べる。この過程を明確にしないと、「視線さえ送れば手伝ってくれる」という誤学習をさせてしまう。

・子どもが困っている箇所がわかっても、部分的に手伝って、すべてをやってしまわない。

・必ず本人の求めがあってから援助して、「人の手助けによって取り組めた」という経験を印象づける。

・最後の作業を担わせることは特に大事。例えば、片付けの大部分を大人がやったとしても、最後の一つは子どもがやって、本人に「片付けをした」という実感を持たせる。

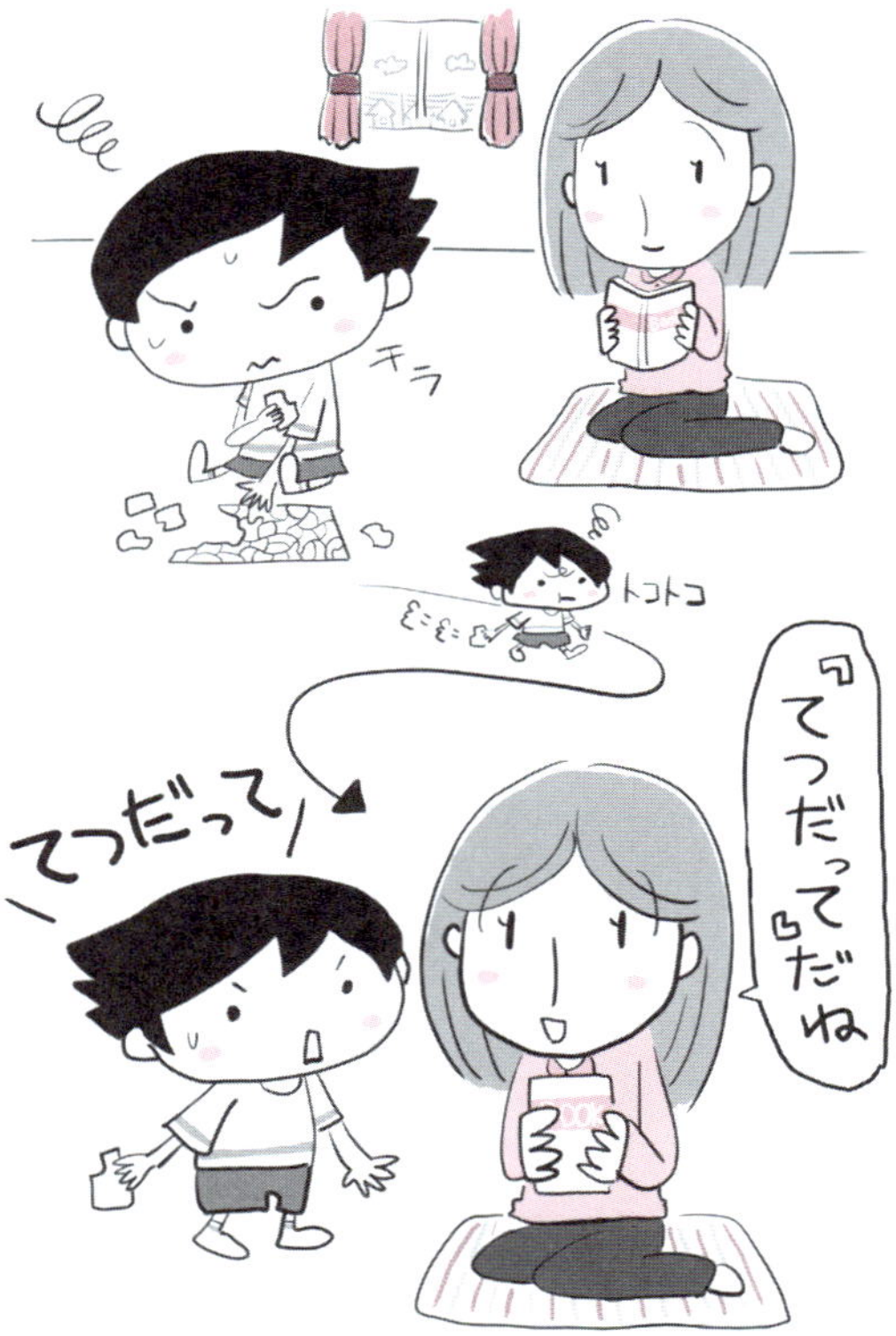

こんな時はどうする？

Q：「自分でやる」気持ちが強く、どう考えてもできそうにない場面でも、大人が手を出そうとするのを払いのけて拒みます。

A：4～5歳くらいの、自立心や意欲が高まってくる時期に多く見られることです。お兄さん、お姉さんになっていく成長の兆しでもあります。そのような成長は認めながら、やり方を教えるべき課題に対しては「これは一緒にやります」と大人がリードすることも必要です。

意欲が旺盛なのはすばらしいことですが、それだけを重視せず、ルールやり方を教えたり、「周囲に必要な助けを求めながら目的を達成すること」も学ばせましょう。

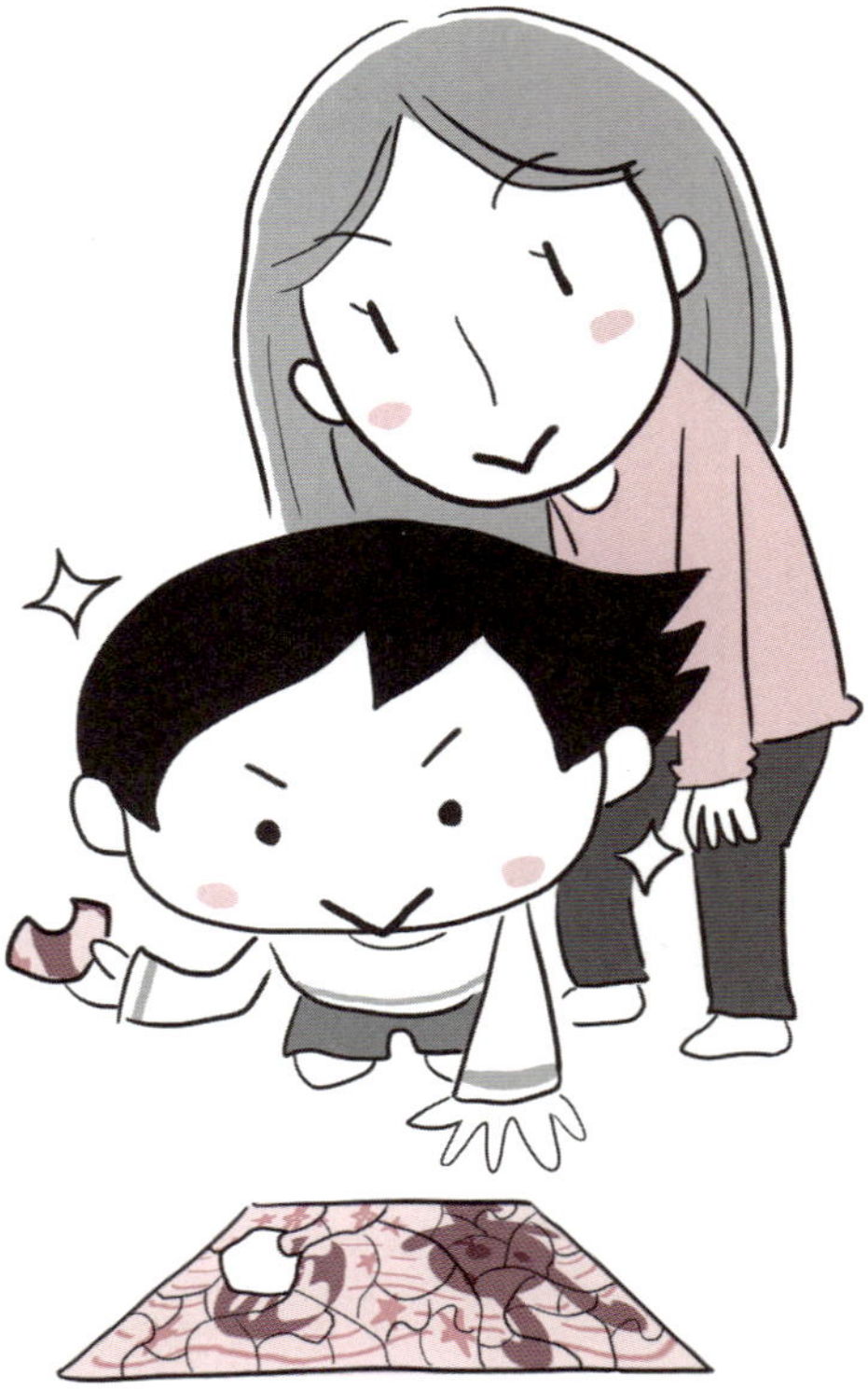

やってみました！

「手伝って」を連呼？

5歳の翔太は、言葉のやりとりが苦手でした。保育園で困ったことがあっても、先生の顔を見ているだけ。それでも、視線に気づいた先生が「『手伝って』だね」と翔太の代わりに言ってくれて、そのやりとりを繰り返すうちに、どのような時に「手伝って」を言えばよいのかが本人にもわかってきたようです。

ところが、「手伝って」が言えるようになると、翔太は「手伝って！」を連呼するようになりました。しかし、先生は翔太をよく観ていて、援助が必要なところだけ手を添えて助けてくれますが、あとは自分でするようにされました。翔太も徐々に、必要な場面だけで「手伝って」と伝えるようになりました。

24

人とのやりとり

やり遂げたら「できました!」の報告を

「判断」して、それを「報告」することは、大人になって働くようになった時にも大切です。

ねらい

自分の力でやり遂げる、自分自身で決定する――「自分でできた!」という瞬間を味わえると、子どもの自信につながります。「できた」をより実感するために、「**できたことを人に報告する**」ということを導きます。また、「できた」と報告するには、そう言える状態になっているのかどうか、**子ども自身が判断**しなければなりません。「自分で決める経験」を重ねることにもなります。

やり方

- 子どもが大人のほうを見て「できました」と言ったら、大人は子どもに注目して、一緒に大いに喜ぶ。
- 子どもが「できた!」と言った場合は、すぐ後に「『できました』だね」と言い方についても伝える。
- 課題をやり終えていても、「できました」が言えず、口ごもってしまう子どもには、大人のほうから「でき……」と言葉を誘導して、子どもが自分で言えるようにする。
- 「できました」が言えるようになってきたら、意図的に子どもとの**距離をあけて、自ら報告しに来るのを待つ**（近くにいると、報告しなくても大人が見てわかってくれると思ってしまうため）。子どもが「できました」と言ったら、すかさず近づいて、本人の一番の頑張りポイントに注目して認める。

工夫と配慮

・大人の表情を見て「できているのか?」「合っているの

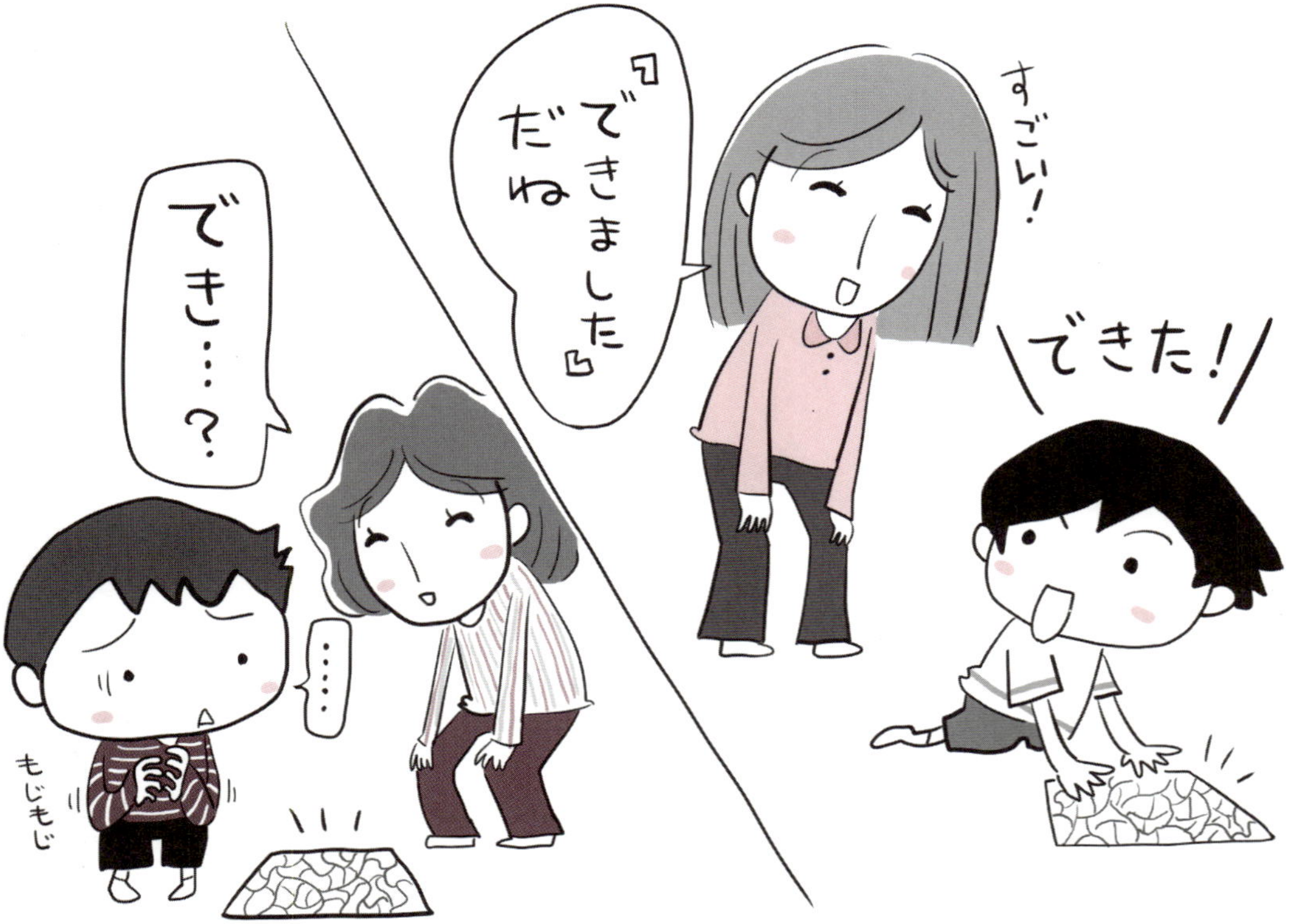

か？」を判断してしまう子どもがいるので、自分で判断するチャンスを損なわないようにする。

・子どもが不安を感じたり、課題の内容が難しい場合は、大人が傍らで見守り、取り組みを応援する。

・大事なのは「人に報告する」ということであり、「できた／できない」という評価ではない。報告を通して、子どもが相手と気持ちを共有する経験が重要。

こんな時はどうする？

Q：課題をやり終えても、「できた」と言わずに黙っています。

A：子どもの代わりに「『できました』だね？」と代弁してあげましょう。どうにかして「できました」を言わせようとするのではなく、一緒に共感する姿勢で見守ります。言わせようとすると、子どもが頑なに拒んでしまう場合もあります。「できました」という言葉を発する前には、共感してもらうことや、成果を大人に見せて喜んでもらうといった経験が必要です。

Q：「できました」と言う前に完成した物を壊してしまいます。

A：子どもが壊す前に制して、『できました』だね？」と言って、手をひざにして完成した状態が「できました」であることを認識させます。「壊したら、課題は終了」といった誤学習をさせないようにしましょう。

また、年齢が上がってきても、「できたものを壊す」状態が続くこともあります。完成したものは、そのまま残すか、一緒に片付けて、「終わらせ方」を導きます。

やってみました！

自分で判断して「できた」が言えるようになった

息子は、いつも私の顔ばかりを見て、なかなか自分で決められない子でした。

先生は、息子に課題を与える時に、「できたら教えてね」と伝え、その後は、私と話をして、あえて子どものほうに顔を向けないようにしました。すると、いつまでたっても大人が自分のほうを向いてくれないので、業を煮やしたのか、自分から「できた！」と言うようになったのです。

「できた」のか、「まだできていない」のかを判断しにくい子どもは、身近な大人の表情から判断してしまいます。しかし、これから成長するにしたがって、子ども自身で判断・決定することが必要になってくるでしょう。「できました」の報告をするようになってから、息子も少しずつですが、私の表情を見て判断するのではなく、自分の課題と向き合って表現することが増えてきました。

ひとこと

「できました」と言えるようになり、自分の状況を報告することを学んだ子どもたちは、小学校へ行ってからも先生とのやりとりが円滑になります。先生のほうも、子どもからの報告を待って、次の教材を提示できるなど、教えやすさや関わりやすさが違うとおっしゃいます。

こうした積み重ねは、大人になって働くようになると、上司への報告の仕方や職場でのふるまい方などにつながっていきます。

25

人とのやりとり

自分の物と他人の物の区別を身につける

他人の所有物に勝手に触れたり、使ったりすることが当たり前になっていると、大きくなってからトラブルの原因になる場合があります。

ねらい

「この本は、○○さんのものです！」「このおやつは△△ちゃんのものです！」――私たちは、「～のもの」という言葉によって、自分の所有物と他者の所有物を区別しています。

こうした区別は、幼児期から身につけておくのが望ましいでしょう。少々厳しく感じるかもしれませんが、「自他の区別をつける」ことは、社会性を身につけることに大きく関わります。

やり方

- 子どもが、他者のものや自分の家のものではない品物を触ろうとしたら、「これは～のものです」と言って、子ども本位で触らせないようにする。
- 大人のものに許可なく触ろうとしたり、食べようとした時も「～さんのです」と伝える。
- 友達の玩具などを勝手に取ったら、「これは○○ちゃんのだよ」と言って返したり、「借りてもいい？」と聞いて許可を得ることを教える（大人が一緒に言ってみせる）。

工夫と配慮

- 子どもが大人の鞄を開けて、筆記用具や携帯電話などを自由に取り出し、扱うことを許すような環境になっていないか再確認。
- 相手の許可や承認を得ることが必要であると教える。
- 親しい友人や親戚の家でも、勝手に冷蔵庫を開けようとしたら「これはおばあちゃん家のものです」などと制す。

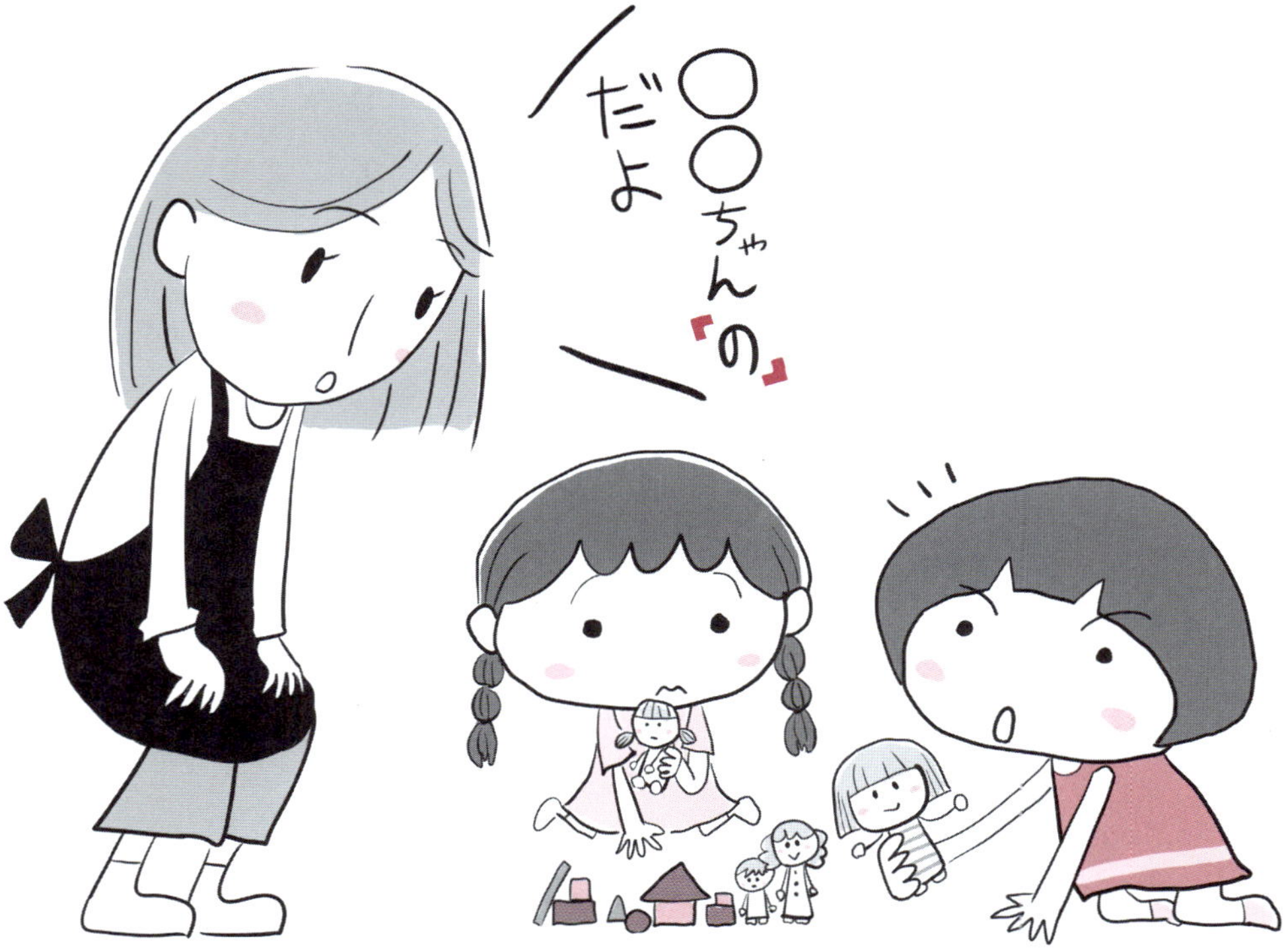

ひとこと

他人の家の冷蔵庫から、勝手に飲み物を取り出して飲んでしまって怒られた小学生の子がいました。彼としては、いつもと同じことをやっただけ。小さい時から「人の家と自分の家は違う」ということを教わっていなかったのが原因です。

子どもが自分のものではない物品を触ったり、食べたりした際に、「もお～」などと言いながら、黙認してしまう親もよく見かけます。しかし、これでは子どもたちの「自他の区別」や「境界線」の認識が曖昧になり、学校や社会に出て様々な人と交流するようになった時に苦労してしまいます。

こんな時はどうする？

Q：子どもが友達の玩具を黙って持ち帰ろうとします。

A：子どもがそれで遊びたかった（手に入れたかった）気持ちに共感を示した後で、「でも、これは○○ちゃんのものだから、返そうね」「これは○○ちゃんのものだから、『貸して』って言うんだよ」と、手立てを教えていきましょう。

Q：子どもが引き出しの中のお金を勝手に取るので困っています。お金を入れる場所をこっそり変えても、探し出してしまいます。

A：まず、大人の所有物やお金に、子どもが自由に触れられる状況を変えましょう（親の机の引き出しに、家族共用で使う筆記用具と、生活費用の現金が一緒に入っていたりすると、子どもは区別をつけにくい）。

お金を入れる引き出しを変えたり、お金を隠したりする前に、「このお金は親のお金です。使ってはいけません」とはっきり子どもに伝えることが大切です。

そして、子どもが自由に使ってもよいものとダメなものを一緒に管理することは、本人を混乱させてしまうので、分けて整理しましょう。

やってみました！

怒らないけど、譲らない。真剣に向き合う大切さ

洋介が療育中にかんしゃくを起こして、教室のブラインドを壊してしまったことがありました。先生はとても厳しい表情で、「これはセンターの大事なものです！」と言った後、落ち着いた口調で「洋介君が、イライラした気持ちはわかります。でも、ブラインドを壊してはいけません。これはセンターの大事なものです」と伝え、その後は言葉をかけずに待っていました。

しばらくすると、洋介は「ごめんなさい」とつぶやきました。それ以来、イライラしても物に当たることはなくなりました。

大声で怒ったり注意するだけではなく、真剣に向き合って伝えることの大切さを実感しました。親も他のことで忙しいと、「ちょっとぐらい、いいじゃないか」と譲ってしまいたくなりますが、子どもの将来に、それでは通用しないことも起こります。怒らないけど譲らない、そして向き合って伝えることを心がけたいと思います。

26 人とのやりとり
決めるのは誰？決定権を示すことの重要性

家庭でも、学校でも、「決定権が誰にあるのか？」がわかると、子どもは指示にそいやすくなります。無理を通そうとするのは、決定権の所在が曖昧になっている可能性があります。

ねらい

人の指示が聞けない子どもの中には、「決定権が常に自分にある」と思い込んでいる場合が少なくありません。

まずは家庭で、「今、誰に決定権があるのか？」を教えます。学校では先生や先輩、職場では上司に決定権があるという理解につながっていきます。

やり方

- 「子どもが自分で決められること」と「大人が決めること」が明確になるように、大人のほうから「これを決めるのは、お父さん（お母さん）です」と伝える。
- 大人がするべきことまで、子どもがやろうとした時は、「ありがとう。でも、これはお父さん（お母さん）の仕事だからね」と言って**役割を明確に区別**する。

工夫と配慮

- 大人が決定権を示す前に、**子どもの気持ちへの共感を示す**と伝わりやすくなる。例えば、外出先で「まだ帰りたくない」とごねる子どもに、「そうだね、もっと遊びたかったね」と共感した上で、「もう、晩ご飯の時間だから帰ろうね」などと伝える。それでも、「帰りたくない！」となる場合は、「でもね、決めるのはお母さんだからね」と伝える。
- 子ども自身で決められることと、親が決めることを、区別できるようにわかりやすく伝える。

こんな時はどうする？

Q：自分の思い通りにならないと、泣いて喚いて、当たり散らします。

A：子どもが泣いたり喚いたりした時に、大人が譲ってしまうと、「このくらい泣けば、要求を聞いてもらえる」と誤学習させてしまい、次回からはますます泣き喚くことになります。「決定権が誰にあるのか？」のラインを引くのは大人の役割です。普段から、家族内でどこまでを「よし」とするかを話し合って決めておくと、判断基準がぶれず、子どもにも明確に伝わります。

Q：学校で、よくかんしゃくを起こすようです。

A：授業中に挙手をしても、なかなか当ててもらえないと、怒って机に突っ伏したり、部屋を飛び出したりしてしまう子がいるという相談を、小学校の先生から受けることがあります。生徒が不機嫌な態度をした時に、先生のほうが折れてしまうと、「こんな態度をすれば、先生が自分を当ててくれる」と誤学習してしまいます。

どの生徒を指名するかは「先生が決めること（先生の役割）」です。子どものくやしい思いを受け止めながらも、その決定権が先生にあることを教えなければなりません。

やってみました！

これが我が家のルール！

うちは「僕が決める！」「お母さんが決めます！」と言い争うことが多かったのですが、「決定権が親にあること」をしっかり伝えるようにしました。

父親と息子が言い争いになると、父親が「これは我が家のルールだ！ ルールが守れなかったら、家から出ていけ！」と厳しく言うこともあります。子どもをしっかりと叱れるのは、親しかいないと思うからです。

私は父と子のやりとりを、心を鬼にして黙って見守ります。「父親が決めたことや家族間の決めごとは最優先」と話し合ったので、今は徹底しています。

ひとこと

療育室の物を勝手に触ろうとする子どもがいます。しかし、触る前に制して、「これはみんなが使うものです」と言って容易には触らせないようにしています。物を壊してしまった場合には

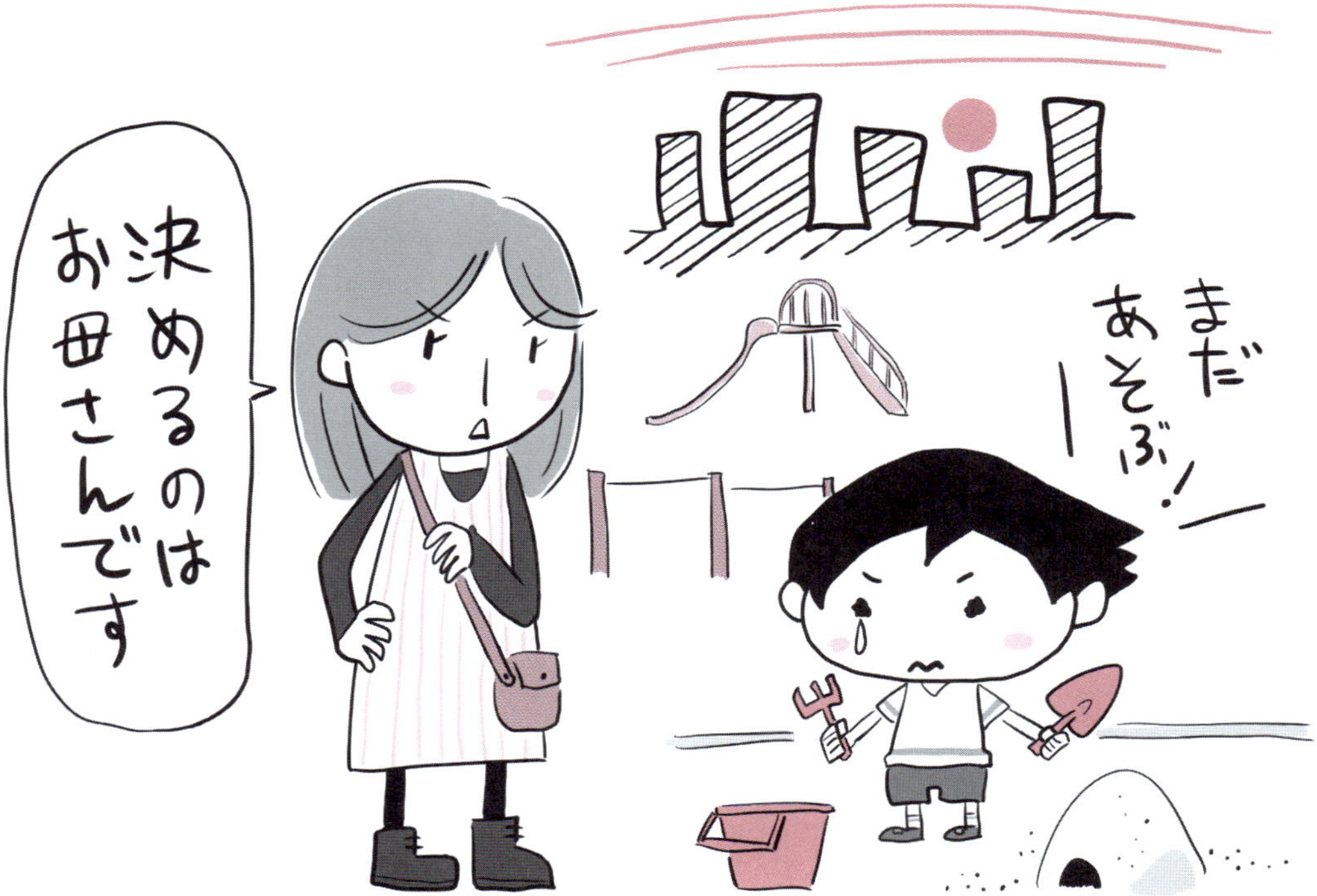

「これは大事なものです」と言って一緒に直します。誰のもので、どのように扱うかを教え、それを管理しているのは私であることを教えています。

また、療育では「机を拭くこと」を教えていますが、上手になった子どもは積極的に「机を拭きます」と言ってくれます。終了時間が迫っている時などは「ありがとう。でも、時間になったから、今日は結構です」と言います。「拭こうとしてくれてありがとう」と認めた上で、「今日は結構です」と伝えるのは、「決めるのは先生」というルールを示すためです。子どもが、決定権が誰にあるのかを理解できていると、「わかったよ。また今度します」とすぐに気持ちを切り替えられます。そして、成長に伴い、やりたいことでも、自分でやめられる理性を育てていきます。

27 かくこと・手指の動作
折り紙の「やっこさん」で指先の感覚を磨く

紙を折る、広げる、指で押さえる、つまむ、角をそろえる……折り紙は、指先の動きの練習になります。

ねらい

折り紙は、親指や人さし指の腹を使って、決められた位置で紙を折ったり、左右の手で違う動きを同時に行うなど、手指の感覚を磨きます。

また、「角をそろえる」「角を合わせる」といった作業を多く経験でき、それは、プリントをきれいに折る、洗濯物の角を整えて干すといった日常生活の動作にもつながります。

「やっこさん」は、四つの角を折る作業を繰り返すため、子どもにも手順がわかりやすいです。

▼一緒に描くことで顔のパーツの名前を知り、「笑ってるね」「楽しいね」「怒ってるね」などと言葉をかけることで表情を知る。

やり方

①「やっこさん」の見本を一つ作っておき、折り方の手順書を作る（左図参照）。

②「やっこさん」の見本を見せながら折り紙に誘い、子どもが興味を示したら、大人が後ろ側から手を添えて一緒に折っていく。

③「やっこさん」が折れたら、大人が子どもと一緒に鉛筆を持って顔を描き入れる。「目、目、鼻、口」とパーツの名称を言いながら描く。

④日付と名前を書き入れる（名前を書くことで「自分が折ったもの」という気持ちになる）。

工夫と配慮

・折り紙を折る時は、特に**紙を押さえるほうの手に意識を傾ける**。大人が手を添える時も、角を押さえるほうの指を導くつもりで援助。

・中心点がわかりづらい子ども

■「やっこさん」の折り方の手順書

①三角形に折る

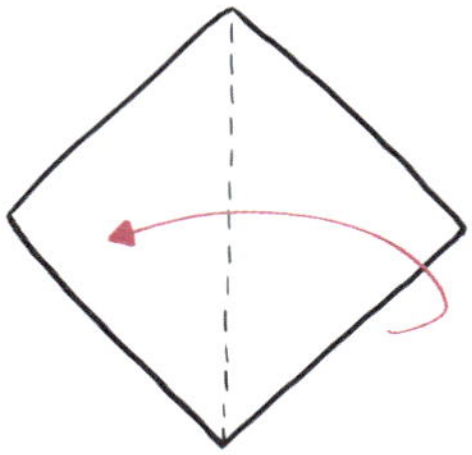

②また三角形に折る

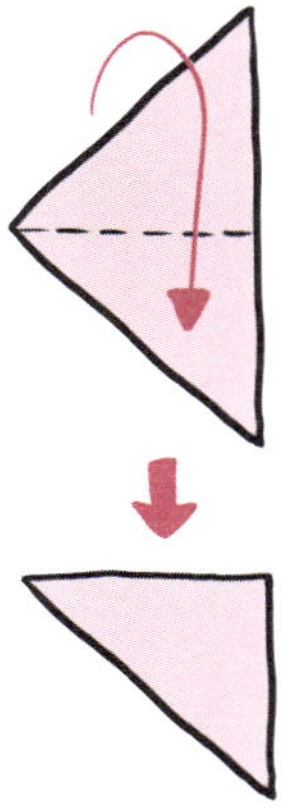

③広げて、中心点に角を合わせて折る（右回りに4回）

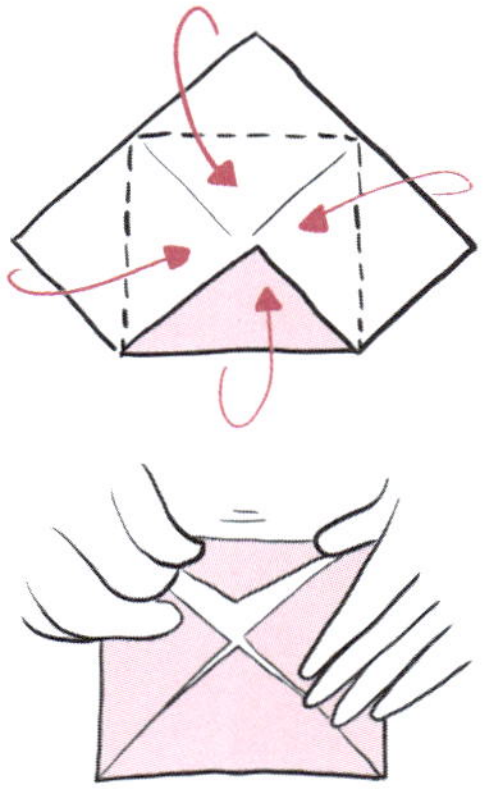

④裏返して、中心点に向かって4回折る

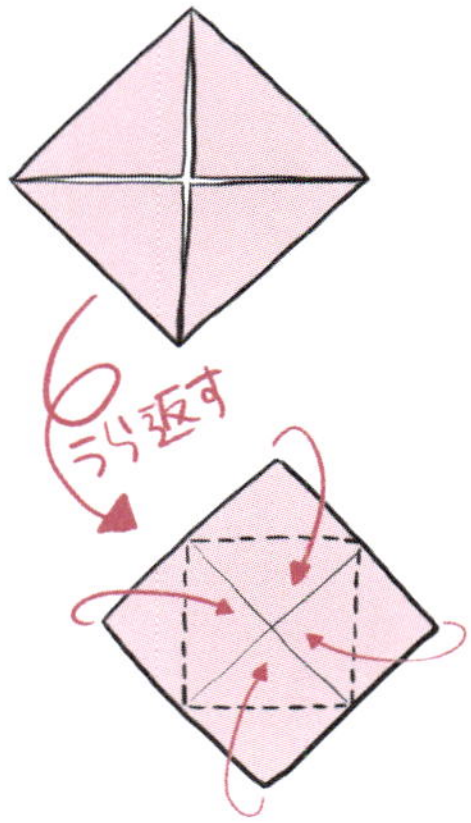

⑤また裏返して、中心点に向かって4回折る

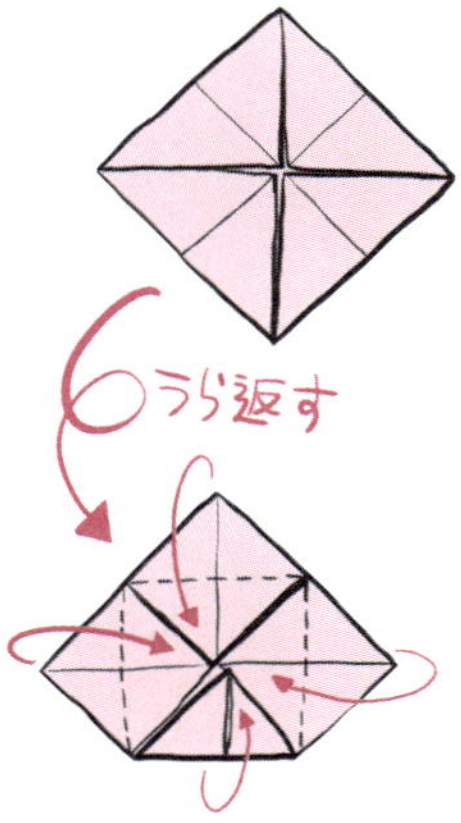

⑥裏返して、袖を3か所引き出す

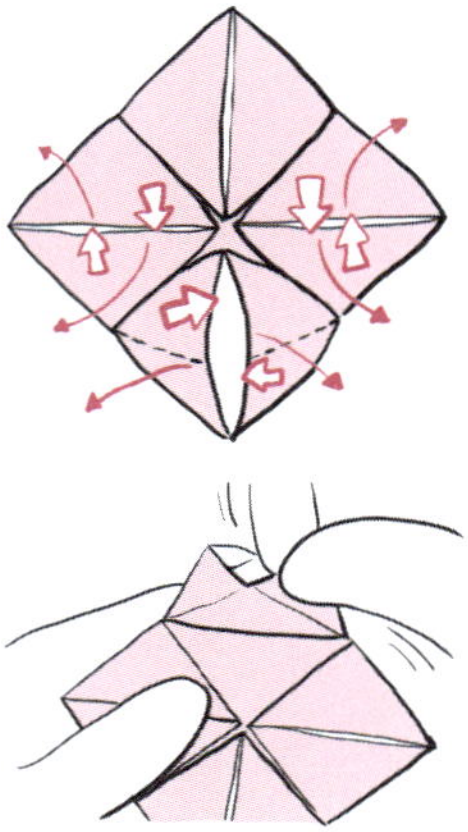

⑦完成

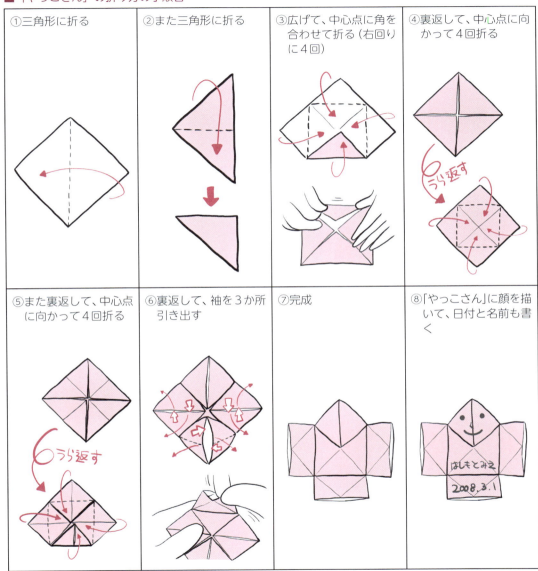

⑧「やっこさん」に顔を描いて、日付と名前も書く

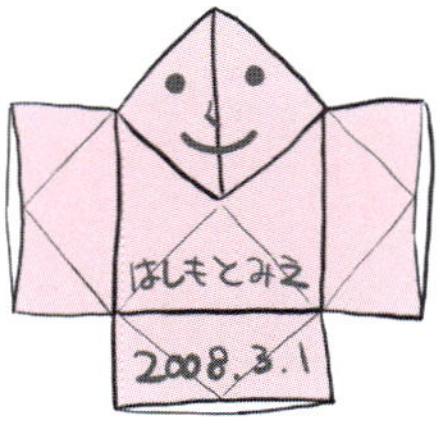

ひとこと

「やっこさん」に顔を描かせると、その時の子どもの気持ちが現れることがあります。「できた！」という達成感の時はニコニコ笑顔、なかなか折れずに苦労した時には渋い顔など。それらを一緒に味わうのも楽しさの一つです。

には、鉛筆で中心に印をつけておくとよい。

・作業中の言葉かけは、必要なことだけにする。**「そこ」「違う」「ちゃんと」といった言葉は、子どもが戸惑うこともある**ので、手を添えながら動きを伝える。

・年齢が低い子どもは、三角形に折ることだけを繰り返すところから始めてもよい。

・できあがった「やっこさん」を飾ると、家族の目に触れて話題にしやすくなる。プレゼントするために折ると、「相手に届けるために」という思いが育つ。

・1日1枚、完成した「やっこさん」をカレンダーに貼っていくと、日にちの流れの理解にもつながりやすい。

・同じ工程を繰り返すことが指先の動きにつながるので、**1日に複数枚取り組む**のがおすすめ。

こんな時はどうする？

Q：折り紙をぐしゃぐしゃにしてしまいます。

A：折り紙に初めて挑戦する時や、手先を使うのを苦手に感じている子どもは、最初から「難しい」と思い込んでしまって、紙を丸めたり破いたりすることがあります。そのような時は、子どもの後ろから手を添えて、三角形を繰り返し折ることから始めてみましょう。

角をそろえて折ることは特に難しいので、一緒に折って「ぴったり！」「できたね！」と大いにほめながら進めてください。

Q：角が合わせられません。

A：慣れないうちは、右手と左手を協調することが難しく、角を合わせにくいものです。「一人でできるようになるのは、もう少し大きくなってからでもOK」という気持ちで、大人がしっかりと手を添えて「角（かど）」という言葉も伝えながら一緒に折りましょう。

または、大人が角を合わせた状態で紙を押さえておき、子どもに折り目をつけさせる、というやり方でもかまいません。子どもがスムーズに折れるようになったら、「角を押さえる」という作業に導いていきましょう。

やってみました！

「やっこさん」は療育の原点

相談に行ったのは、息子が5歳の時。息子は一瞬も椅子に座っていることができず、「多動」で「不器用」と言われ、私も悩んでいました。

療育で、「やっこさん」を折ることすすめられ、私は意を決して翌日から息子と折り始めたのです。はじめは三角形に折ることだけを繰り返し、ほとんどの工程を私が折っていました。毎日繰り返していると、次第に息子が自分から椅子に座って折るようになりました。

私にとって「やっこさん」は療育の原点です。「やっこさん」を親子で折り続けたことで、息子は学校へ行って学べるようになったと思っています。

得意な折り紙で一目置かれる存在に

言葉を話すことが遅かった彩加。療育で「やっこさん」の折り方を教わり、小学校入学後には虫や動物なども一人で折るようになりました。色々な折り紙が折れるようになったおかげで、彩加はクラスの友達からも一目置かれるようになり、「彩加ちゃん、これ折って！」「彩加ちゃん、すごい！」と休み時間に彩加の周りに友達が集まるようになりました。うまく言葉が話せないことで、いじめの心配もしていましたが、小学校の6年間、まったくありませんでした。

また、折り紙のポイントである「角をそろえる」のおかげで、学校の先生にも「彩加ちゃんは机を拭く時に、ぞうきんの角をしっかりとそろえて拭けていましたよ。干す時にも角をそろえていました」とほめられました。

「やっこさん」を持って登校

新しい学年になり、先生や友達が変わり、教室の場所も変わり、隼人は少し不安そうでした。春休みに、親子で一緒に折った「やっこさん」に自分の名前を書いて、「友達に持って行く」と言うので、大切に袋に入れて持たせました。隼人にとって、「やっこさん」はお守りだったのかもしれません。

28 絵描き歌で描く（書く）楽しさを覚えよう

かくこと・手指の動作

筆記具や画材を使って「かく（描く・書く）」ことの楽しさを味わい、文字や数字を書くことにつなげていきましょう。

ねらい

ここで取り組むのは、「コックさん」の絵描き歌です。絵描き歌は、歌と動きを合わせて描いていくので、描く（書く）ことが苦手な子どもにも抵抗感が少なくなります。また、作業の「始まり」と「終わり」が明確で、わかりやすいです。

筆記具を使って「描く（書く）」ことに抵抗感がなくなれば、文字や数字を書く練習へ移行します。「コックさん」の絵描き歌の中には、直線・曲線・回転・止めなど、ひらがなや数字を書く時に共通する線が含まれます。

用意するもの

- クレヨン
- 画用紙（はじめはA3くらいの大きなサイズ）

やり方

①大人が「コックさん」の絵の見本をあらかじめ描いておき、それを子どもに見せながら、「『コックさん』を描きますよ」と言って誘う。

②大人が歌を歌いながら、一緒にクレヨンで画用紙に絵を描く。

③「コックさん」が完成したら、子どもをほめ、家族が見る場所に絵を貼っておく。

④絵描き歌に慣れてきたら、はじめに「3回、描きます」と伝えて、同じ絵描き歌を3枚の紙に3回描く。

工夫と配慮

- 描く時の道具はクレヨンがよい。フェルトペンは力の入れ具合が線に伝わりにくく、子どもが筆圧を調整する感覚をつかみにくい（クレヨンなら

■「コックさん」絵描き歌

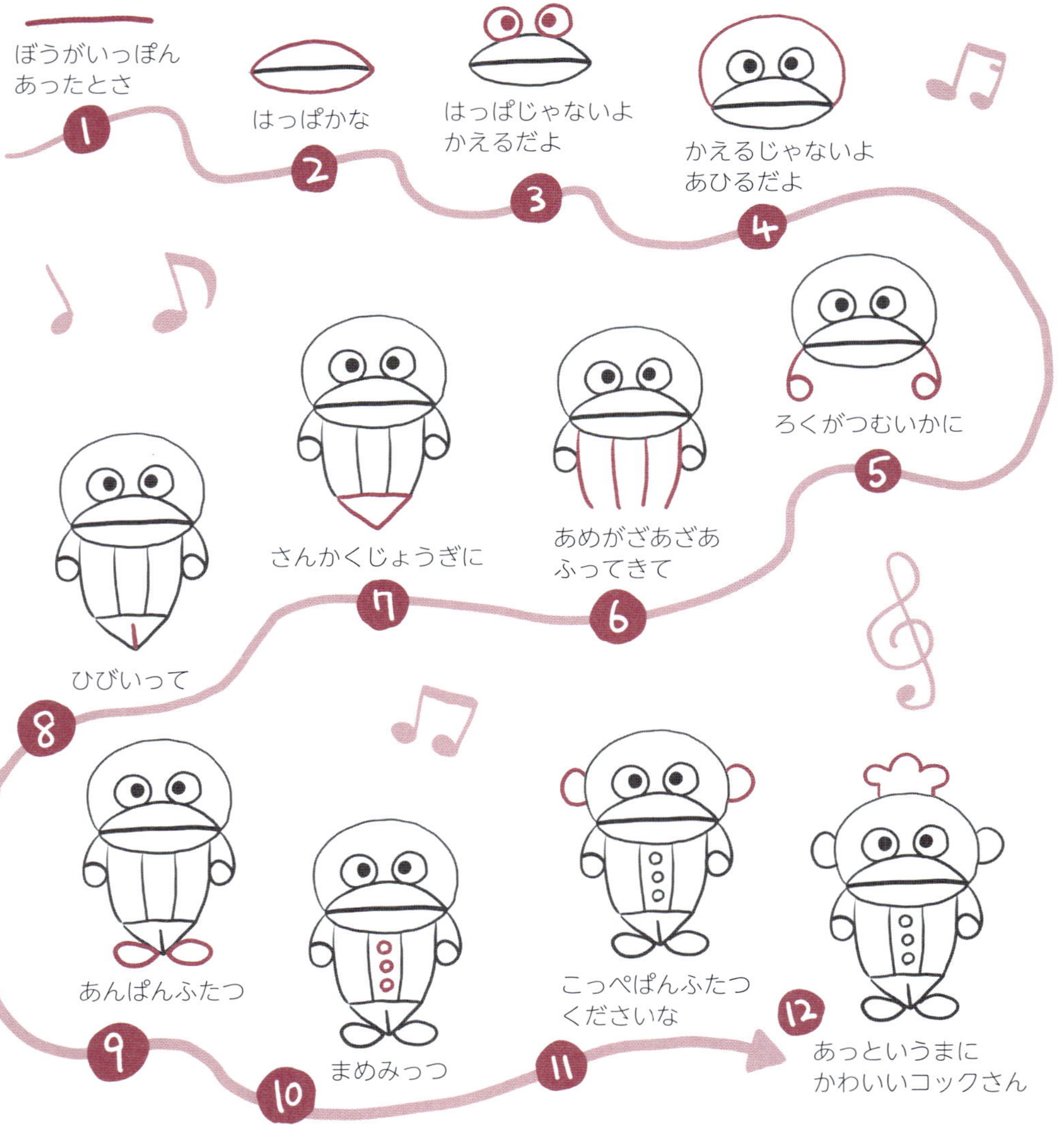
ぼうがいっぽん
あったとさ
1
はっぱかな
2
はっぱじゃないよ
かえるだよ
3
かえるじゃないよ
あひるだよ
4
ろくがつむいかに
5
あめがざあざあ
ふってきて
6
さんかくじょうぎに
7
ひびいって
8
あんぱんふたつ
9
まめみっつ
10
こっぺぱんふたつ
くださいな
11
12
あっというまに
かわいいコックさん

筆圧によって、線の太さがわかりやすく現れる）。

- 大人がサポートして行う時は、後ろ側から子どもの手を持ち、**ゆっくりのテンポで歌いながら、大きめに描く。**
- 直線や曲線を引く、線を止める、といった**動きを意識的に体験させる。**
- 3回繰り返して描く時は、3枚の紙にそれぞれ番号を書いておき、1回終えるごとに番号に○印をつけると、**「回数」を意識**しやすい。
- 描き方を覚えた後は、道具を使わない空書もおすすめ。
- 慣れてきたら、大きく描いていた絵を**徐々に小さく描けるように**していき（画用紙のサイズを小さくしていくなど）、**道具もクレヨンから鉛筆に移行**する。初めて鉛筆で描く時には、大人が手を添えて一緒に描く。その時に、鉛筆の正しい持ち方も教える。

ひとこと

就学後は、ひらがなや漢字などの練習で「繰り返し書く」ことが増えます。絵描き歌を3回描くことには、反復学習の経験をさせる意図もあります。

鉛筆で小さい絵を描けるようになったら、1枚の紙にたくさんのコックさんを描いて、「コックさん軍団」をつくるのも楽しいです。

こんな時はどうする？

Q：クレヨンを持ちたがらず、私が持たせようとすると逃げ出します。どうすれば描くようになりますか？

A：絵を描くことは頭の中のイメージを表現することなので、子どもにはその行為の意味や楽しさがわかりづらい面があります。最初は、大人が描いた「コックさん」を貼って見せたり、大人が絵描き歌を口ずさみながら描く様子を見せたりして導入しましょう。

クレヨンを持ちたがらずに、逃げ出してしまう場合は、大人の膝に座らせて、後ろ側から抱え込むようなスタイルで空書をしてみてください。

クレヨンや鉛筆で「コックさん」を描くことができたら、大いにほめて、絵を壁などに貼ってあげましょう。絵を描いたことや、本人が特に頑張ったところなどを、家族のみんなで注目して話題にしましょう。

Q：丸い部分を描くのが苦手で、なかなかうまくできません。

A：「コックさん」の足の部分や「6月6日に～」の部分は、回転の動きがあるので非常に難しいです。特に「6月6日」は左向きと右向きの回転があり、向きを間違えたり、片側だけうまく描けないといった場合もあるでしょう。

うまく描けなくても、指摘したりせずに、楽しんで描かせてあげてください。大事なのは、導具を持つこと、線の動きを学ぶことです。

やってみました！

お絵描きの時間に教室を飛び出さなくなった

彩は、絵を描くのが苦手で、保育園のお絵描きの時間になると教室を飛び出していました。療育では、まず先生が彩に手を添えて「コックさん」を歌いながら一緒に描いてくれました。そのうち、絵の楽しさを感じられるようになったのか、教室を飛び出すこともなくなり、家でもお絵描きをするように。「カエルが描けた！」「顔が描けた！」と喜んで見せてくれました。保育園の先生も「お絵描き帳に人の顔を描くようになりました」と喜んでくださいました。

小学校入学後は、ひらがなや数字も書けるようになって、彩の自信につながっています。

お絵描きが嫌いなのは、指を曲げて使えないからだった

息子は絵を描くことが嫌で嫌で仕方なかったのですが、指先を使うことを意識して一緒に絵描き歌に取り組みました。指の関節を曲げて使えるようになると、息子は自分から「コックさん」を描くようになり、その後「アンパンマン」の絵描き歌を一緒に描くことも楽しめるようになりました。

今考えると、指が曲がらない状態ではクレヨンも鉛筆もしっかり持てません。力も入らないし、ただ手が疲れるだけで、描くことが苦痛だったろうと思います。指先を使うことって奥深いなと実感しました。

29

かくこと・手指の動作

字と字を合わせてひらがなを学ぼう

書くことは苦手だけれど、「見る」ことで文字を学べる子どもがいます。文字を覚える方法は、書くことだけではないのです。

ねらい

ひらがなを「書く」のではなく、文字の形をマッチングしながら学びます。カードに書かれた字と紙盤（シート）に書かれた字を合わせることで、「ひらがなの形」を覚え、カードを置く時にその文字の音声を聞くことで「読み」を学びます。また、カードを置く作業では、上から下、右から左の順番を学びます。

用意するもの

- 「あ」から「ん」までのひらがなの文字カードを2セット（市販のものでも手作りしてもOK）。
- カードを置くための「あいうえお表」（市販のカードに付属していない場合は、紙に書いて手作り）。

やり方

①ひらがなの文字カードを「あ」「い」「う」「え」「お」……と順番に「あいうえお表」の上に置いていく。

②子どもが正しい位置にカードを置いたら、その瞬間に大人が文字を言う。

③すべて置けたら全体を見せて、達成感を一緒に味わう。

④次第に「あ」と「い」、「い」と「う」などカードを2枚出して、正しいカードを子どもに選択させる。選べるようになったら、3枚、4枚と増やす。

工夫と配慮

- 子どもが間違ったカードを置いたら、黙って外して、もう一度見比べて考えさせる。
- 紙盤を小箱にすると、カードが置きやすく崩れにくいので、子どもがバラバラに崩さない

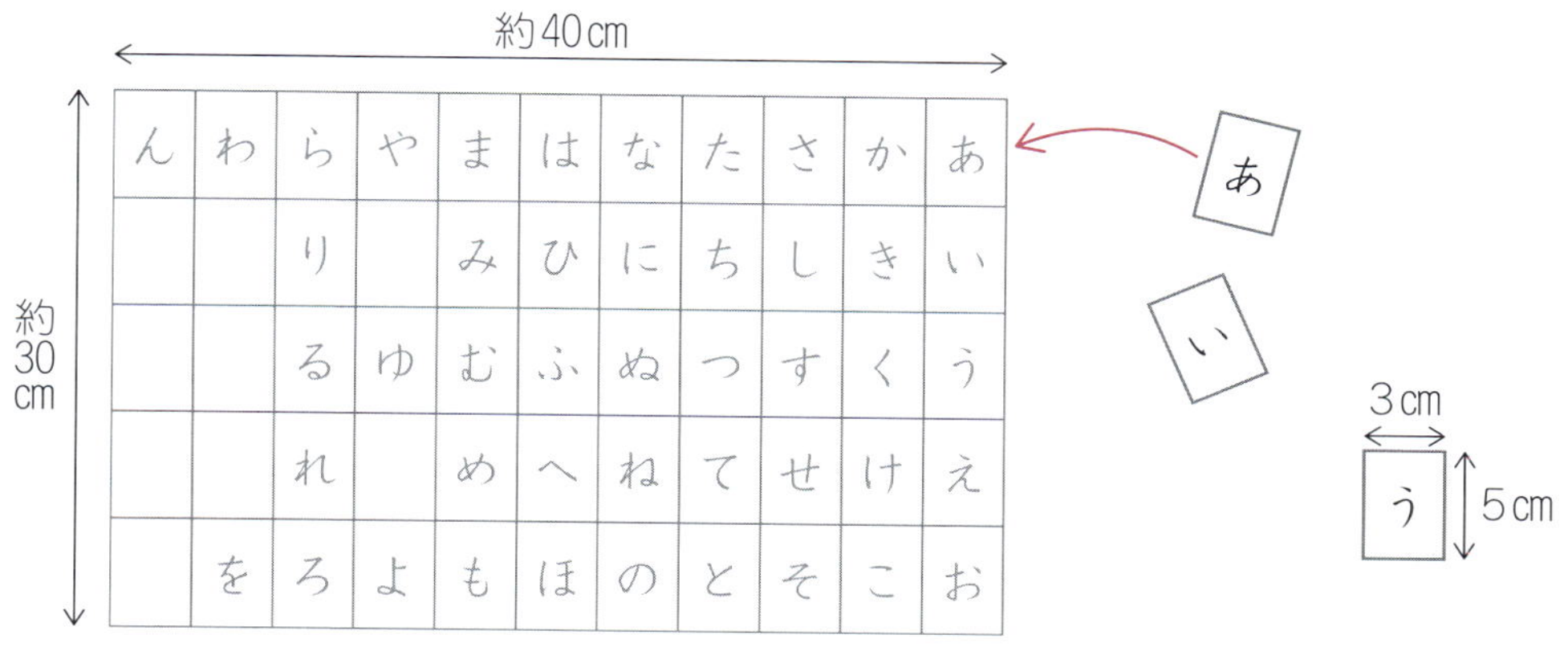

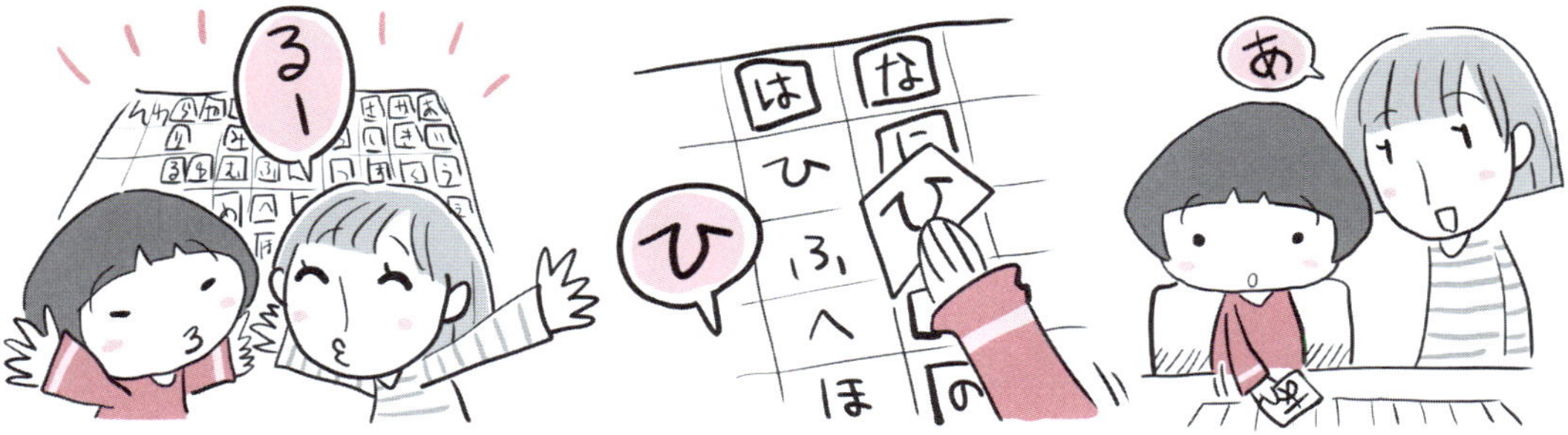

ようにできる。

・「あ」から「ん」までのカードを置けるようになったら、拗音（きゃ／しゅ／ちょ）や濁音（がぎぐげご）、カタカナなどにも同様に取り組む（市販

ひとこと

子ども本人や家族の名前のひらがなを指して読んでみても、楽しく学べます。

ちなみに、50音やひらがなを学ばせる際に、「『あひる』の『あ』」といった教え方をすることがありますが、子どもによっては「あ」という文字を「あひるのあ」と覚えてしまう場合があります。もし、あひるの絵が描かれた文字カードを読む場合は、「『あひる』の『あ』」ではなく、「『あ』、『あひる』」という順序で読み上げたほうがよいでしょう。

のものがなければ、カードや紙盤を手作りする）。

こんな時はどうする？

Q：ひらがなを文字として理解できません。どう教えればよいですか？

A：ひらがなをまだ知らない時には、文字を教え込もうというよりは、「カードを並べる」ことだけをやってみましょう。

やってみました！

形と音で文字を覚えて本と図書館が大好きな子に

6歳の真美は、文字を書くのが苦手で、療育の先生に「ひらがなが書けないんです」と相談しました。先生からは、「見て覚えられる力があるので、まずは書くことよりも『ひらがなマッチング』を始めてみましょう」と言われました。

最初は「カードを順番通り置くこと」を重視しました。正しくカードが置けた時に、私が文字を言うことを繰り返すと、真美もひらがなに興味を示し始めました。書くことは苦手なままでしたが、自分で読もうとするようになったのです。自分の名前や物の名称、看板の文字などを読むようになり、それを私にも教えてくれます。

小学校に入学すると本を読むようになり、休み時間には図書室で好きな本を選んでいます。本が大好きになって、図書館へ行くことも楽しみの一つになりました。

手紙のやりとりで仲よしに

小太郎が幼稚園の年長の時、友達からお手紙をもらって大喜びしました。自分も返事を書きたいと言うので、まず私と一緒に「あ」「り」「が」「と」「う」のひらがなカードを取り出して並べました。それを見ながら、手を添えて一緒に文字を書いて、封筒に入れて友達に渡しました。

小太郎は、自分の言いたいことをうまく伝えられないところがあるのですが、お手紙をやりとりしてからは、友達と一緒にいることが増えました。

30

かくこと・手指の動作

書いたら消しゴムで消してみよう

書いたものを消すことは「やり直し」でもあります。「書く」ことだけでなく、「消す」ことを認めるのはとても大切です。

ねらい

療育では、「書く」ことだけでなく「消す」ことも重点的に教えていきます。むしろ、**書けることよりも、消せることのほうをほめる**ようにしています。なぜなら、書いたものを消す時というのは、書き損じたものを「やり直す時」である場合が多いからです。

「やり直し」は、自分の気持ちを立て直して、また取り組むという、学ぶ時に欠かせない姿勢の原点です。「やり直し」の場面でも心が折れず、立ち向かえることは、将来、就労してからも役立つでしょう。鉛筆を使って書くようになったら、消すことも同時に取り組みましょう。

やり方

①鉛筆で書いたもの（書き間違いやはみ出しなど）を消しゴムできれいに消す。はじめは、大人が後ろから子どもの手に添えて消しゴムを持ち、消す範囲を示して練習する。

②消しゴムを使って消すことに慣れたら、「ここだけを消しますよ」と範囲を示して、一部分を消す。

③筆箱から消しゴムを「出す／しまう」時の扱い方も練習する。消しゴムの出し入れに手間取ることが多いと、課題よりも文具に注意が逸れてしまう場合があるため、スムーズに出し入れできることは大事。

工夫と配慮

・消しゴムはよく消えるものを使う。キャラクターなどの消しゴムの中には、こすった際に黒鉛が広がって紙が黒くなるタイプがあるので、機能性重視で選ぶ。子どもが持ちやすい形状も重要。

・大人が一緒に消す時は、「なくなったね」「消せたね」など、書いたものが消えていくことを実感できる声掛けをする。

・消さなくてもよい部分まで消してしまい、その結果、書き直す部分が増えて、書くことが嫌になる子どももいる。一部分だけを消す練習は大事。

・料理の時に生姜をすりおろす作業をすることも、手の使い方の練習になる。

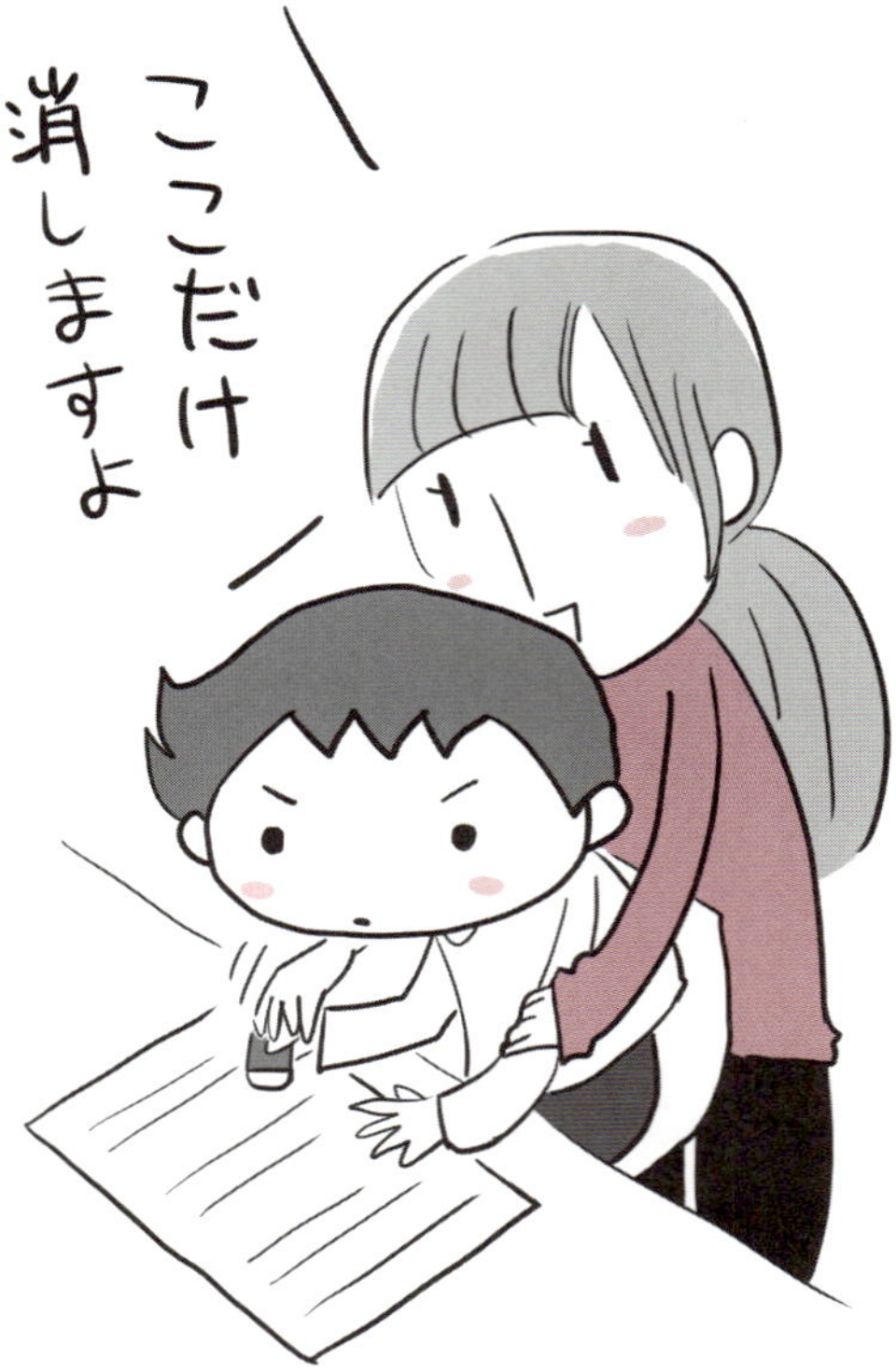

こんな時はどうする?

Q：書き間違いがあっても、消すのを拒むことがあります。

A：自分が一生懸命に書いたものを、なくしてしまうような気がするからかもしれません。子どもの気持ちに共感を示しながら努力を認め、直すところを指さして「よく書いたね。ここだけを消そうね」と伝え、手を添えて一緒に消していきます。子どもが一人でできそうなら、手を添える必要はありません。

Q：消そうとしたら紙がぐしゃぐしゃになってしまい、がっかりしたり、怒ったりします。

A：ぐしゃぐしゃになるのは、もう片方の手で紙をしっかりと押さえていなかったり、消しゴムの動かし方が強すぎたり、大きすぎたりすることが原因です。消しゴムの使い方とともに、紙をきちんと押さえることも、大人が手を添えながら導きます。折り紙の「やっこさん」（P112）の練習で、紙を押さえるほうの手を意識するようにして、それができたら、大いにほめましょう。

やってみました！

うまく消せるようになったら「やり直し」も受け入れた

小学校5年生から療育を始めた智明は、消しゴムで消すのがが大嫌いでした。間違った字を書いても、「これでいい！」「誰が決めたんだ！」などと先生にも食ってかかるほど。

しかし、実は不器用で消しゴムがうまく扱えないことが原因でした。療育の時に、間違えた文字だけではなく、他の文字まで消してしまうため、消すことに苦労していると言われました。智明の後ろ側から手を添えて、改めて消すことを教えました。消すことを励まし、消せた時には認めて、その文字だけを書き直すことを繰り返しました。一文字ずつ消すことができるようになった時には、「やり直し」も受け入れ始めました。

「きれいに消せたね」でやる気がアップ

娘は消しゴムの使い方が雑で、消すことも面倒がっていました。ある時、娘が消しゴムを使っている時に「あ！ きれいに消せたね！」と言うと、「え？ そう？」という顔をしました。続けてまたほめると、だんだん消し方が丁寧になり、「これはどう？ これはどう？」と聞いてくるようになりました。

笑顔で聞いてくる子どもを見た時「これだ！」と気づきました。私は、つい「もっときれいに消してください！」と言っていたのです。療育では、「覚えてもらいたいことほど、ほめる」と教わりました。名言だと思います。ほめたほうが、娘も積極的に取り組んでくれます。

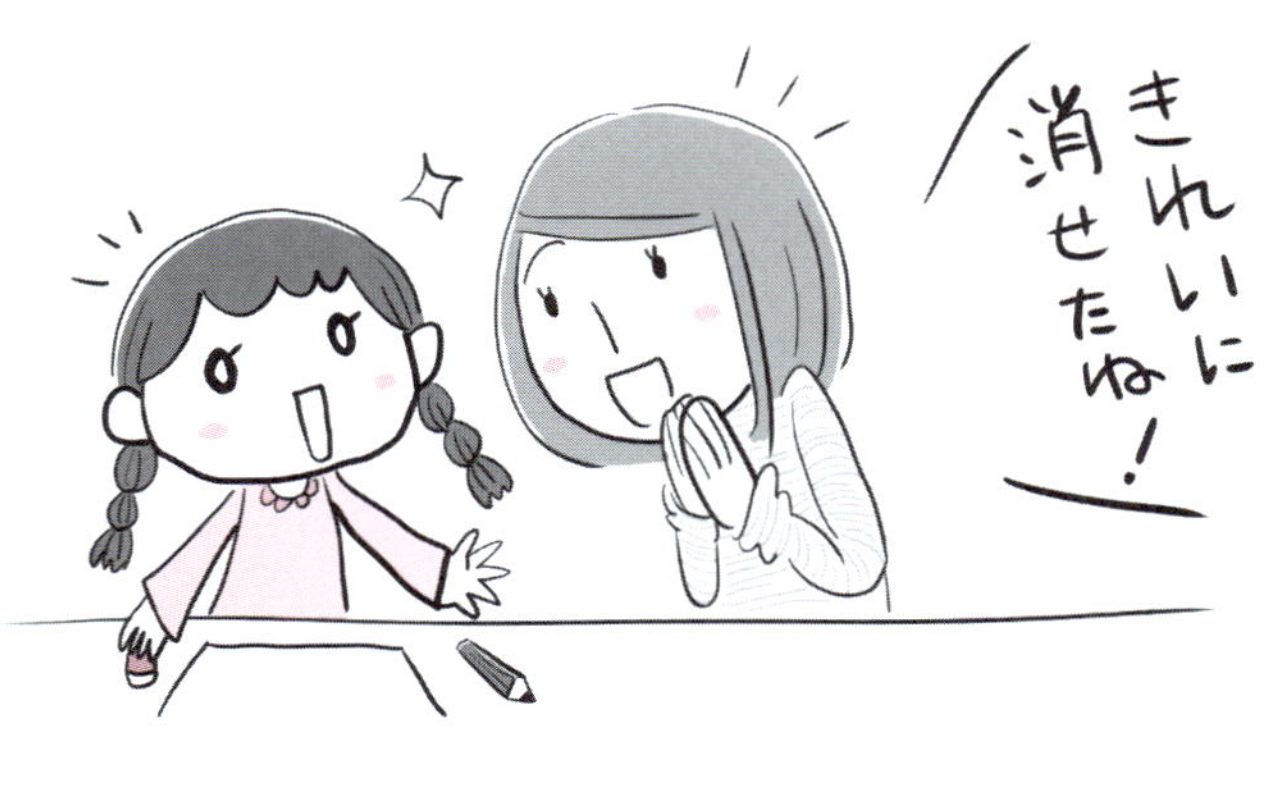

31

かくこと・手指の動作

構文を使って、日記を書いてみよう

文字が書けるようになったら、「誰が」「何を」「どうした」と、構文にそって書く練習をしましょう。

ねらい

「見たこと」や「聞いたこと」など自分の経験を、適切な助詞を入れて、文章で表現する取り組みです。まずは、その日に子どもと一緒に行った活動について、大人が短い文章で書いて見せ、**「主語」「述語」「目的語」を使った構文**を学びます。

これは単に構文を学ぶのではなく、子どもの日頃の取り組みについて書くことで、**言葉による意味づけをする**ものです。一生懸命な子どもたちの姿勢を認め、敬意をはらい、気持ちに**共感する**ものでもあります。

用意するもの

・厚紙（A3サイズくらい）
・付箋（15㎜×50㎜）
・筆記用具

やり方

①厚紙に線を引いて、左図のような構文の紙盤（シート）を作る。

②子どもを主人公にした構文を作る。「だれが」の欄には「花子ちゃんが」「ぼくが」「わたしは」「お母さんは」などの主語を入れる。大人が付箋に書いて、子どもと一緒にそれらを貼っていく。

▼「だれが」の欄には「人」が入るのだということを子どもに見せていく。

③「なにを」の欄に、子どもと一緒に活動した内容を付箋に書いて貼る（例：「ごはんを」「折り紙を」など、子どもが楽しんでいた活動を選ぶ）。

④「どうした」の欄に、行ったことを付箋に書いて貼る（例：「食べました」「折りました」など、子どもが実際にしたこ

だれが	なにを	どうした
ぼくは	あいさつを	しました。
ぼくは	やっこさんを	おりました。
ぼくは	コックさんを	かきました。
お母さんが	えほんを	よみました。

選んで追加

〈気持ちを表す言葉〉

うれしかったです。

たのしかったです。

むずかしかったです。

と)。

⑤完成した構文を、大人が読んで聞かせる。子どもが読める場合は一緒に読む。子どもが喜んでいたら「おいしかったね」「面白かったね」など気持ちを表現する言葉をかけながら、それも付箋に書いて構文の横に貼る。

⑥完成した構文の紙盤を見ながら、「誰が?」「何を?」「どうした?」と子どもに質問する。子どもが答えられない場合は、該当する付箋を指さしてヒントを与え、応答の仕方を学ばせる。

工夫と配慮

- 子どもが文字を書けるようなら、自分で付箋に書かせる。
- よく使う言葉は、あらかじめ付箋に書いて用意しておいて、選択させてもよい。

・大人が子どもと一緒に経験した内容を書く（共感の気持ちや言葉を伝えることが大切）。
・**禁止や注意などの文章は作らない**。反省文などを例題にすると、文章を作ることを楽しめなくなる。
・はじめは、3〜4行の短い文を大人が作り、一緒に楽しかったことをふり返ることから始める。
・「面白かったね」「怖かったね」などと子どもに共感して言葉で表現することは、語彙を増やすことにもつながる。
・構文づくりに慣れたら、気持ちを表す言葉（面白かった／楽しかった／怖かった／難しかった、など）の付箋を用意する。子ども自身に選ばせて、気持ちを表現する練習につなげる。

こんな時はどうする？

Q：まだ、文字があまり読めません。

A：文字がまだ読めないうちは、大人が書いた付箋を使って取り組みましょう。書く時には絵や漢字を使っていってもよいでしょう。そのほうが、マークのようにとらえて見分けられる子どももいます。

やってみました！

ひらがな、構文を使って手紙も書けるように

勝也が5歳で療育を始めた時は、ひらがなが読めませんでした。療育では先生が「勝也君は／やっこさんを／おりました」というように、付箋に書いたものを貼って見せていきます。家でも同じように練習しました。そのうち、「やっこさんは？」と尋ねると、［むずかしかった］［おもしろかった］などあらかじめ書いておいた付箋の中から、「これ！」と［おもしろかった］を指すようになったので、構文の横に追加して、「勝也君はやっこさんをおりました。おもしろかったです」と一緒に読みました。

構文の紙盤を自分から読もうとするようになり、1年生になると文字も覚えて、日記を書けるようになりました。今では、療育の先生にお手紙を書いて出しています。

32 家事 「料理」には子どもの力を伸ばす要素がいっぱい

「療育の基本は料理にあり」と言っても過言ではないほど、料理をする工程は子どもたちに様々な力を身につけさせます。子どもが作った料理の味は格別です。

ねらい

必要な食材や道具をそろえる、手順通りに作業をする、手先を磨く、最後までやり遂げた達成感を味わえる、食べることへの関心が生まれる（偏食の改善）……「料理」では、様々なことが学べます。また、大人と子ども、子ども同士で料理をする機会は、**社会性を学ぶ**上でも役立ちます。**料理は責任感と感謝の心を育てる**のです。

集団で行う「クッキング」では、調理工程を部分的に担う場合が多く、自分が作業した結果どうなったのか、何がどうできあがったのかが、わかりにくいこともあります。その点、家庭での料理は、工程の最初から最後までを見たり、経験したりできるので、責任感も違ってきます。

用意するもの

- 調理の工程を子どもにもわかりやすい写真や絵で解説したレシピ、完成時の写真など（書籍やインターネットで紹介されているレシピを参考に自作してもOK）。
- 子どもが使いやすい調理器具（刃物は安全性に留意。切れにくいものは実は危ない）。
- 大人用と子ども用のエプロン（「今から料理をする！」とわかりやすい）。

やり方

①メニューを決めてレシピを用意し、子どもに工程を見せる。
②必要な調理器具を出す。
③料理の行程を最初から最後まで一緒にやる。
④完成した料理を一緒に食べる。

工夫と配慮

・最初は、大人と一緒に作れるメニューにする。その後は、好きなメニュー、知っているメニュー、家族が喜ぶメニューなどから選ぶ。

・**刃物や火などは、子どもが使い方に慣れるまでは絶対に一人で扱わせない**。特に最初のうちは徹底し、指示に従わない時には料理を中断する。危険なことを教えるのは何よりも大事。

・慣れてくると、子どもが自分から料理をしたがる場合があるが、大人の目が必要と思われるうちは必ず立ち会う。その際、「6時になったら、一緒に○○○を作ろう」「土曜日のお昼に△△△を作ります」など、カレンダーや時計を示して**予定を知らせる**と、子どもが納得しやすい。

ひとこと

途中で子どもがキッチンを離れてしまったら、料理をストップし、あえて未完成のものを食べるか、食事をやめるようにします。子どもが「自分が料理をやらなくても食事ができあがり、食べられる」と誤学習し、作業の途中で親に任せることが当たり前にならないようにするためです。

こんな時はどうする？

Q：手順を無視して、勝手にやろうとします。

A：料理を始める前に、「お母さん（お父さん）と一緒にします」と**大人と一緒に行うというルール**をしっかり伝えましょう。その次に、調理の手順を説明し、作業を始めます。時には、子どもの後ろから手を添えて教えます。

子どもが勝手に次の工程に進もうとしたら、**「〜してもいいですか？」と大人の許可を求める**ことを教えてください。子どもに任せられる部分では、大人のほうから「お願いします」と任せていきましょう。

Q：嫌いな食材が多すぎて、料理に誘っても、何もしません。

A：家族みんなで食卓を囲み、その料理を作る過程で子どもに手伝わせると、「家族が食べる料理を作るんだ」という意識が生まれやすくなります。休日の昼食など、なるべく家族そろって食事をするタイミングで料理に誘ってみてください。

また、ホットプレートを使うメニューなどは、調理から食べるまでの過程が見られるので、本人は食べなくても、家族が「お

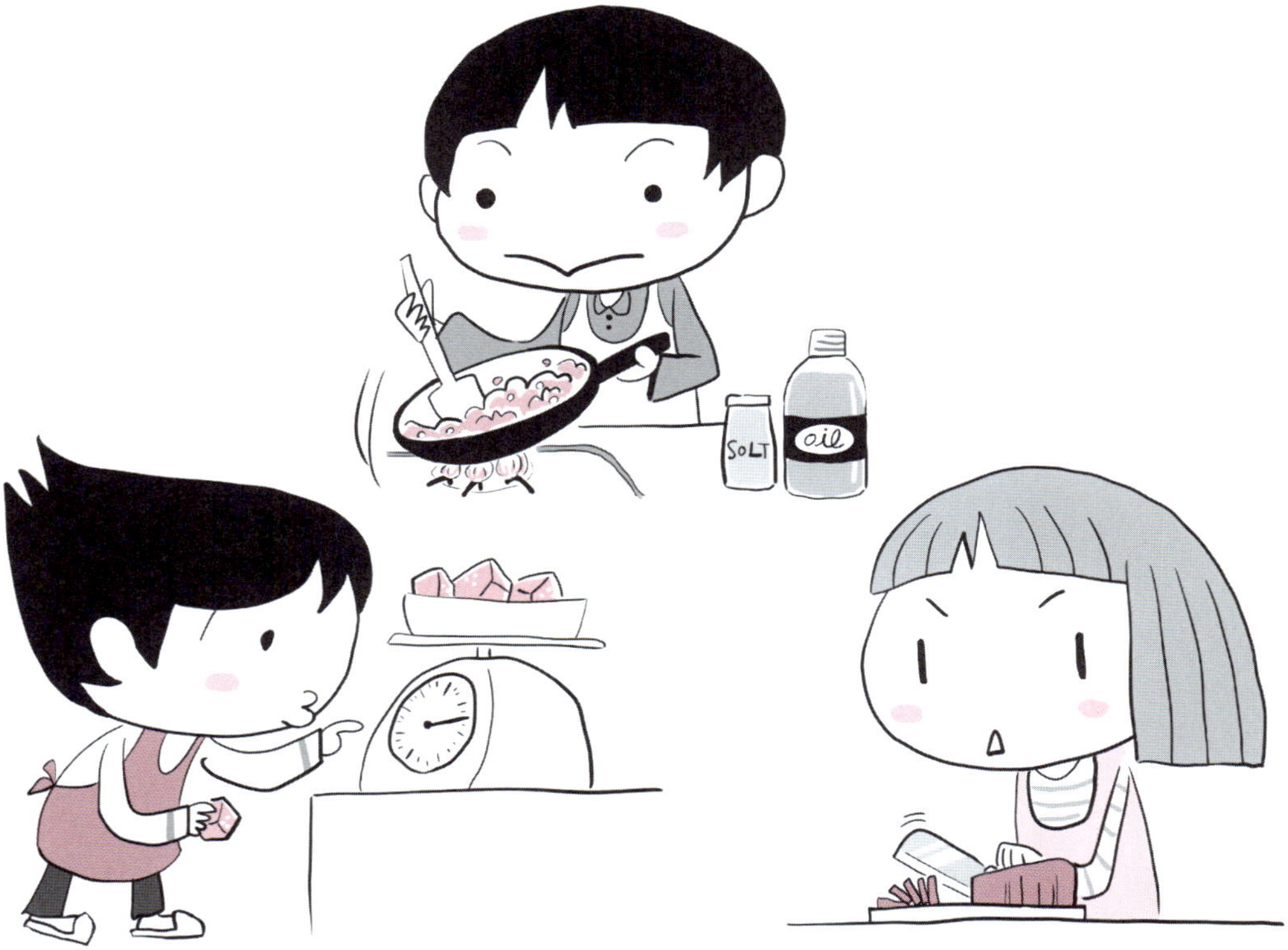

いしい」と言って食べる姿を見せることができます。食材が焼ける匂いや、ジューという音を感じたり、家族の嬉しそうな顔を見る経験なども大切です。

やってみました!

家族が喜ぶのが嬉しくて、おいしく食べられた

ふりかけがないと白いご飯を食べられなかった息子が、「ご飯を炊く」ことを始めてから、ご飯の炊き上がりを待つようになりました。炊き立てのご飯を一口味見させたのがきっかけです。息子が炊くと家族も喜ぶので、本人にとっては「嬉しい」と「おいしい」が重なって、白米だけでも喜んで食べるようになりました。

食材を見て、触って、匂いを嗅いで、切って、食感を楽しん

で味わう。五感をフル活用できるのが料理だと思います。今では、苦手だった野菜も、切りながら一口味見したりして、素材本来の味を探求しているかのようです。

料理をすることで子どもの世界が広がる

料理はとても脳を使う作業です。本人が自分の手で材料を選んで（＝食材がわかる）扱うことが、とても重要だと感じています。自分の手で料理を作っていくと、調理の手順や食材が変化していく様子がわかり、自分の口へ入れるものに対する意識が変わるように思います。息子は料理をすることで偏食がかなり改善されました。

また、料理には、生きていく上で必要な知識と技術が詰まっています。g（グラム）やℓ（リ

おすすめ「ゆで卵」

★ゆでたまご のつくりかた★

①なべに たまごをそっといれる。
②たまごが かぶるくらいの 水をいれる。
③コンロに なべをおく。
④コンロの火を つける。
⑤なべの水が ふっとうするまでまつ。
⑥ふっとうしたら タイマーを5分にセットする。
⑦タイマーがなったら コンロの火をとめる。
⑧ボールに水をいれる。
⑨ゆでたまごを水のなかにいれる。
⑩ゆでたまごのからをむく。

できあがり！

ゆで卵作りでは、

- 卵をそっと扱う
- 鍋に入れる
- 湯を沸かす
- 水につける
- 殻をむく

など様々な工程を経験することができます。また、失敗したり多めに作りすぎても、他の料理（いり卵、おでん、サラダなど）に転用しやすく、調理工程がシンプルで、所要時間がそれほど長くない点もおすすめ。アレルギーなどの問題がなければ、挑戦してみましょう。

ットル）を知り、$\frac{1}{2}$や$\frac{1}{3}$もわかるようになりました。計りの目盛を読み取り、計量スプーンもすり切りで加減できます。料理によって、彼の世界は広がり、実体験が力になりました。

父親は彼の料理を楽しみにするようになり、姉は「地味だけどおいしい」と言ってくれます。

ゆで卵だけでなく、その他のメニューにも取り組みます。カレー、味噌汁、ハンバーグなど、家庭でよく作るメニュー、家族のみんなが好きなメニューから選ぶとよいでしょう。

ままごとなどの見立て遊びが苦手な子どもは、本物の食材を使う料理のほうが実感できます。普段の食事で食べているもので日常的に取り組みましょう。そして、いずれは「我が家の味」を伝授してください。

ひとこと

療育の中で「料理」は非常に大切な取り組みの一つです。不器用と思われる子どもにも、料理の中にチャンスがたくさんあります。

大人が手を添えながら、作業の仕方を繰り返し導くと、子どもは手で「そっと持つ」、両手を「協応して使う」といった細やかな動作を覚えていきます。火や包丁などを使う時は、危険性ややけがをしない方法を知って、注意する意識が芽生えます。

また、料理の工程には、「ちょっと置いておく」という「保留」や、「○○をしながら、△△をする」という「同時並行」などもあり、優先順位や段取りを考えて行動する経験ができます。調理方法によっては、手を出さないでじっと待つ時間もあります。焦って手を出すと、味や食感が変わって上手にできあがらなかったりします。こうした失敗や再挑戦によっても、子どもの忍耐力や判断力、探求心などが伸びていきます。玩具などではなく本物の食材を扱うので、責任感や食べ物への感謝の意識にもつながると思います。

他にも、大人の指示に従って作業したり、自分でレシピを見ながら作る経験は、大人になってから仕事で上司の指示を聞いたり、マニュアルを読みながら作業することに通じます。

そして何よりも、自分が作った料理を家族と一緒に食べる喜びや、様々な料理を教えてくれた親に対する感謝の気持ちは、子どもたちの中に確実に積み重なっていきます。

33 家事

「掃除」は将来の仕事と生活に役立つ

「きれい」にすることや、「きれい」な状態を具体的に教えていきます。掃除を通して「人の役に立つ経験」を積み重ねましょう。

ねらい

物が汚れたり、散らかっている状況に、子ども自身で対処する手立てが持てると、将来、**一人暮らしや家族以外の人と暮らす時の力**となります。また、「掃除の意識」があることは、就労した時にとても役立ちます。

掃除全般に共通するのは、「何を」「どれだけ」「どのように」するかを具体的に教えること。きれいになった部屋を見て、気持ちよさや達成感を味わえる点も、料理と似ています。

やり方

- **〈掃き掃除〉**一定の空間をほうきで掃き、ゴミをちりとりに集めることを教える。ほうきで掃く方向やゴミを集める場所を明確に伝える。
- **〈拭き掃除〉**机や棚のどの部分を拭くのかを区切って示し、最初は手を添えて雑巾の扱い方を教える（拭き残しをしない雑巾の拭き方も教える）。
- 家庭で掃除をする時は、子どもと一緒に物を運んだり、動かした物を元の位置に戻すことなどを教える（掃除機でも雑巾がけでも、物を移動して掃除するのを基本に）。

工夫と配慮

- 「きれいにして」といった抽象的な言葉ではなく、**汚れやゴミを指さして**、拭き取って見せたり、指示したりする。
- ほうきの使い方は、大人が子どもの後ろ側から柄を持って手添えで教える。目には見えなくても、微細な塵やホコリ、ダニの死がいなどがあるので、下から上に掃き上げないようにさせる。

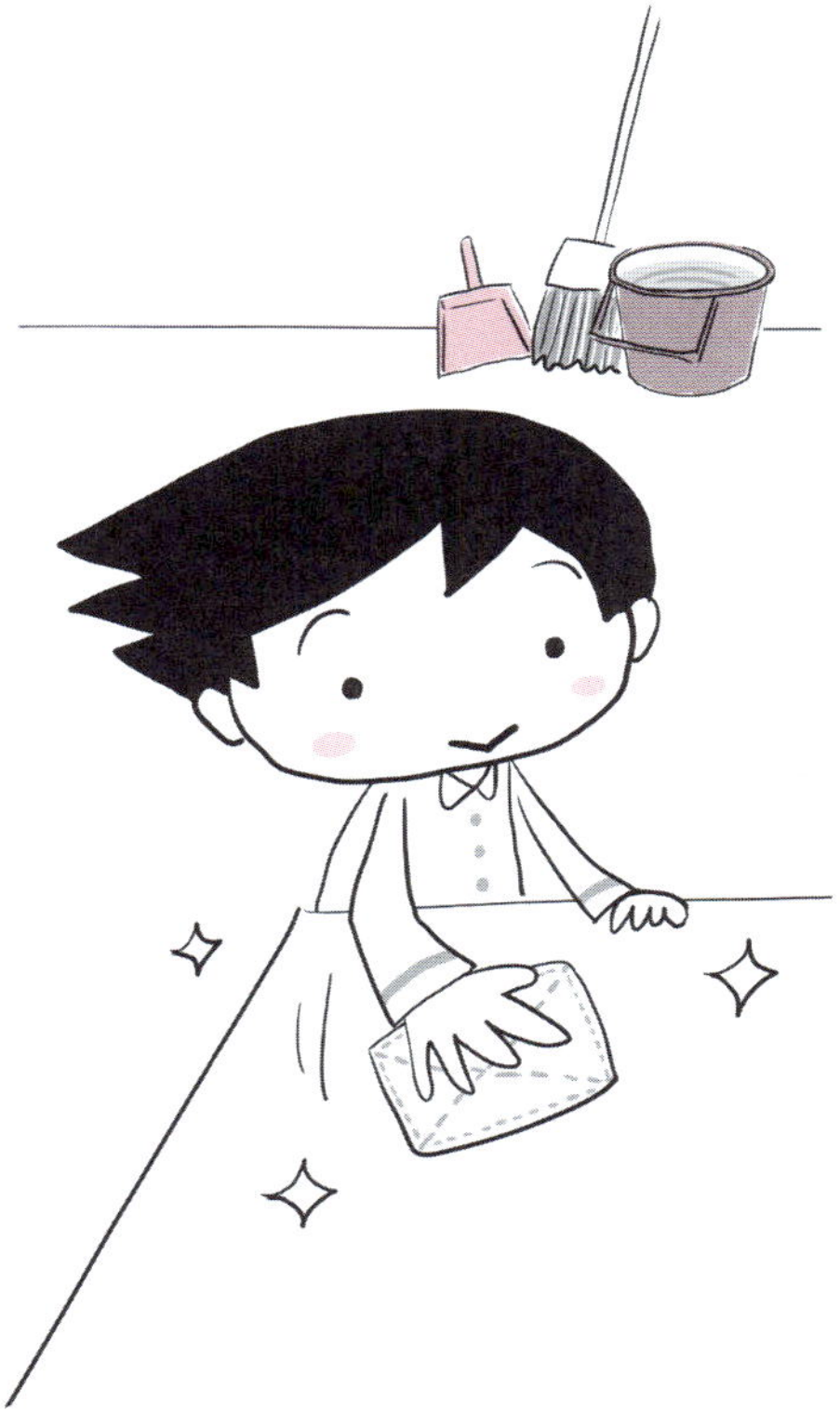

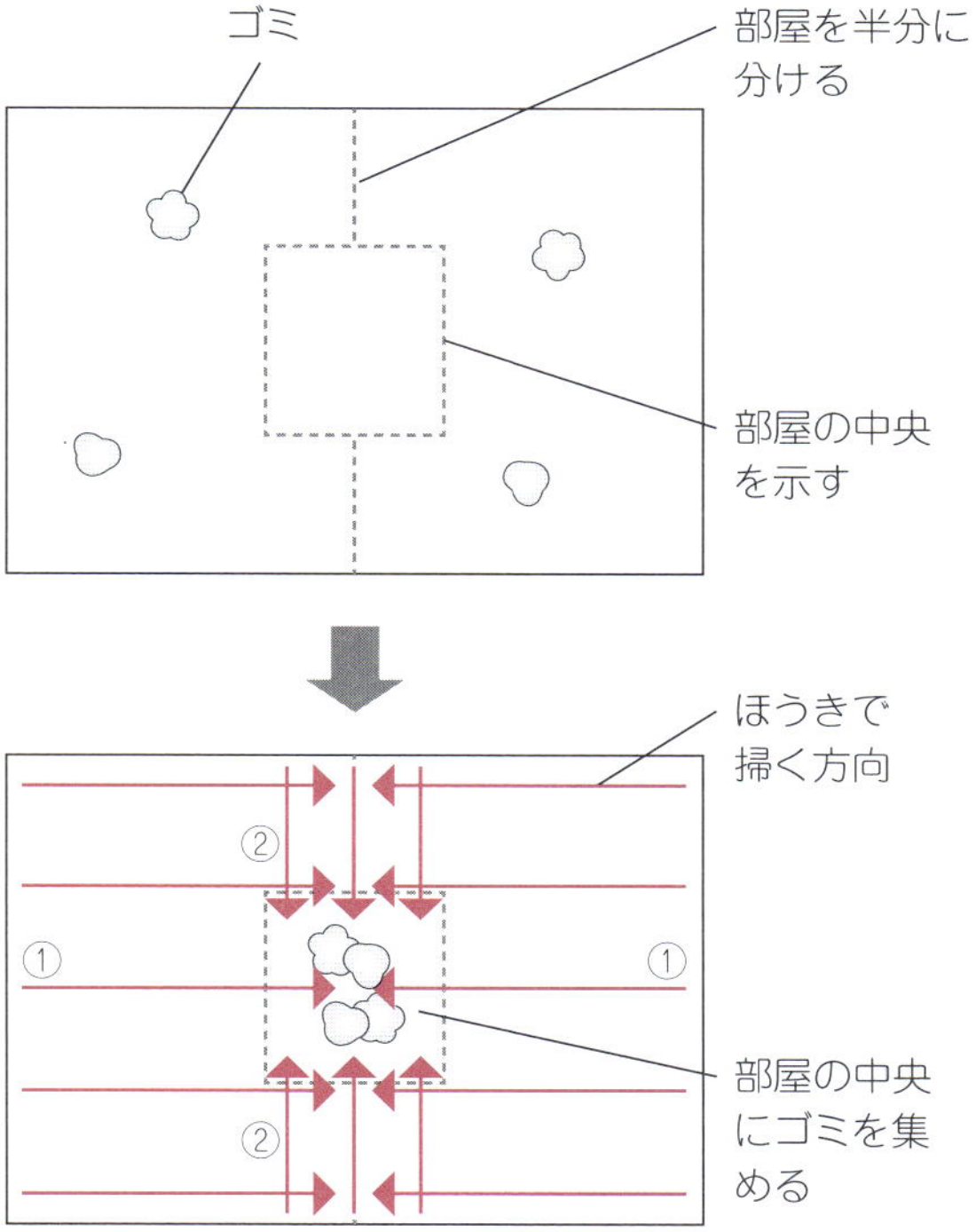

手順は、①横方向に掃いてから、②縦方向に掃いてゴミを集める

- 拭き掃除で子どもが使う雑巾は、子どもの手の大きさに合わせ、絞りやすい厚みのものにする。大人も雑巾がけの見本を見せるので、大人用の雑巾も用意する。
- 大人が絞った雑巾を渡して「拭くこと」から始めたほうが、取り組みやすい子どももいる。その後で、「雑巾を濡らすこと」や「濡らした雑巾を絞ること」を経験させるのも方法の一つ。
- 机の上にこぼれたケチャップなどを「拭き取る」ことは、トイレでの拭き取りにもつながる。
- 「大きなゴミがないから、部屋は汚れていない」と思い込む子どもがいる。掃除の頻度を決めて、**汚れていないように見えても掃除をする習慣**をつける。

ひとこと

子どもにとって、雑巾を「絞る」動きや、水滴を「絞り切る」などは難しいことです。まずは、大人が手を添えながら雑巾の絞り方を教え、「水滴を落とし切ること」を一緒に経験させましょう。「バナナみたいにしてから絞ろうね」など、子どもにわかりやすい表現で指示します。お風呂の中で、タオルを濡らして絞ることから始めてみましょう。

雑巾を干す時には、「角をそろえる」手の動きも大切です。「角」と言い添えて意識させながら、指さしや手添えで角をそろえることを示します。

大人と一緒に拭いた場合でも、「ありがとう。助かったよ」と忘れないで伝えましょう。掃除を通して、「人の役に立つこと」や「感謝される経験」につなげます。

こんな時はどうする？

Q：手に食べ物の汚れがつくと大騒ぎします。

A：「大丈夫だよ」と言うだけではおさまらず、汚れが取れるまで騒いでしまう子どももがいます。ティッシュやハンカチなどを使って自分で拭き取ることを教えましょう。汚れの種類によっては、流水で洗うことも教えます。

また、子どもに「汚れるからやめなさい！」と言いすぎると、「汚れ」に対して神経質になるかもしれません。「あっ、汚れたね。洗おうね」と、汚れへの対処法を教えることが大切です。

やってみました！

音が苦手な息子が掃除機をかけてくれた

勇樹は掃除機の音が苦手で、私が掃除機を持っただけで慌てて逃げ出し、大騒ぎをしていました。掃除の前に掃除機を見せるようにしても、怖くて大泣きしていました。

ある日、おやつの時に、勇樹がお菓子の粉をたくさん床にこぼしました。勇樹に汚れを見せて、「今から掃除するね！」「こぼれた粉を吸い取るよ」と言って、音を一番小さくして、勇樹に近づきすぎないように掃除機をかけてみました。はじめこそ逃げましたが、私が「きれいになったよ！ 見てごらん」と呼ぶと、離れた位置からじっと見ていました。

このことがあってから、勇樹は掃除機を出しても逃げなくなり、その半年後には、驚いたことに自分で掃除機をかけるようになったのです。

34 体力づくり 「手押し車」で体幹を鍛える

体幹がしっかりすると、座る姿勢が安定し、かっこよくなります。

ねらい

体幹を鍛えると、椅子に座った時の姿勢を保ちやすくなります。そうすると、学習する際の姿勢が整い、長時間保っていられます。授業中や人の話を聞く時に姿勢が崩れていると、態度が悪いと思われがちですが、**姿勢を保っていられないことが原因**にあることも多いです。

やり方

①子どもは床に手をついて、四つん這いの姿勢をとる。

②大人は子どもの後ろに立ち、子どもの足首を持って持ち上げる。

③子どもは自分の手の力で一歩ずつ前へ進む。大人は、歩数を数えながら、前進する子どもをサポートする（数えながら進むことで、数唱や数量を実体験できる）。

④目的の歩数に達したら、大人は子どもの足をそっと下ろし、大いにほめる。

工夫と配慮

・初めてやる時は、手押し車の姿勢（やり方の①②）の練習から始める。

・やる前に、「今日は、○歩やります」などと決めておく。

・周囲を片付けて、床に危険な物がない状態で行う。

・大人が一人で子どもをサポートする場合は、体幹が緩いようなら、腰のあたりを持って支え、子どものお腹が下がりすぎない（腰を反りすぎない）ようにする。子どもの体幹が鍛えられてくると、足首を持って支えてもお腹が下がらなくなる。

・子どもの手はしっかりと開い

て、指先まで床につける（そうすることで体重をのせられるようになる）。

- **数は大人が数えて、その声に合わせて子どもが進む。**大人が子どもに合わせがちだが、就学後は先生の号令や生徒同士でリズムを合わせて動くことも多いので、「他者のテンポに合わせる」ことを経験させる。
- さらに体幹を鍛えたいという場合には、手押し車の姿勢のままで数を数える（前へは進まない）。最終的には、大人が足を持つのではなく、足を椅子にのせて、子ども一人でできるようにする。

こんな時はどうする?

Q：ほんの一瞬も、手で身体を支えられません。

A：正座したまま床に手をつき、四つん這いになることから始めましょう。足が床についた状態で身体を支えることから始めて、徐々に子どもの腰の辺りを持ち上げて、手押し車の姿勢を作っていきます。

手押し車の体勢はとれるが、なかなか手が前に出ない（前進できない）場合は、大人が子どもの腰を持って左右に振るようにして、動きを引き出します。ただし、前進せずに手押し車の姿勢を保つことでも、腕の力や体幹を鍛えることになります。進めないからといって焦る必要はありません。子どもの年齢や体格も考慮しながら、やっていきましょう。

ひとこと

数字を学び始めた子どもには、手押し車をやる前に「何回できる?」と聞いてみると、数量の認識を確認できます。例えば、実際には10歩も進めないのに「100回やる!」などと言う場合には、数量の認識がまだ弱いのかもしれません。また、実際に100歩進んでみると「とんでもない量」であることが実感できます。筆者の療育では、就学前に100歩前進できることを目指して取り組んでいます。

やってみました!

1日6時間の授業でも姿勢が崩れない

幸太郎は療育で紹介された手押し車を、家で父親と毎日取り組みました。そのおかげか、就学後はとてもよい姿勢で授業を受けられています。1日6時間の授業も平気です。

体幹の安定は姿勢だけでなく、

鉛筆の持ち方や、書く時に紙を左手で押さえることにもつながっているようです。体力もついて、休日は親子で山登りを楽しみ、それもさらに姿勢のよさにつながりました。

体幹が安定して、ブランコ遊びも楽しめるように

息子が勉強中におとなしく座っているのは、困難なことだと思っていました。年中の時に手押し車を初めてやらせましたが、両手で身体を支えることすらできず、手をついて前進するなど無理でした。

ところが、徐々に身体を支えられるようになり、1歩、2歩、3歩……と進めるようになりました。それと同時に、椅子に座っていることもできるようになり、ブランコなどの遊具にも喜んで乗るようになりました。

つい車を使って移動したり、日々の忙しさなどもあって、子どもの体力づくりの機会を逃していたと思います。これからも、身体を動かすことに注意を向けていかなければと思っています。

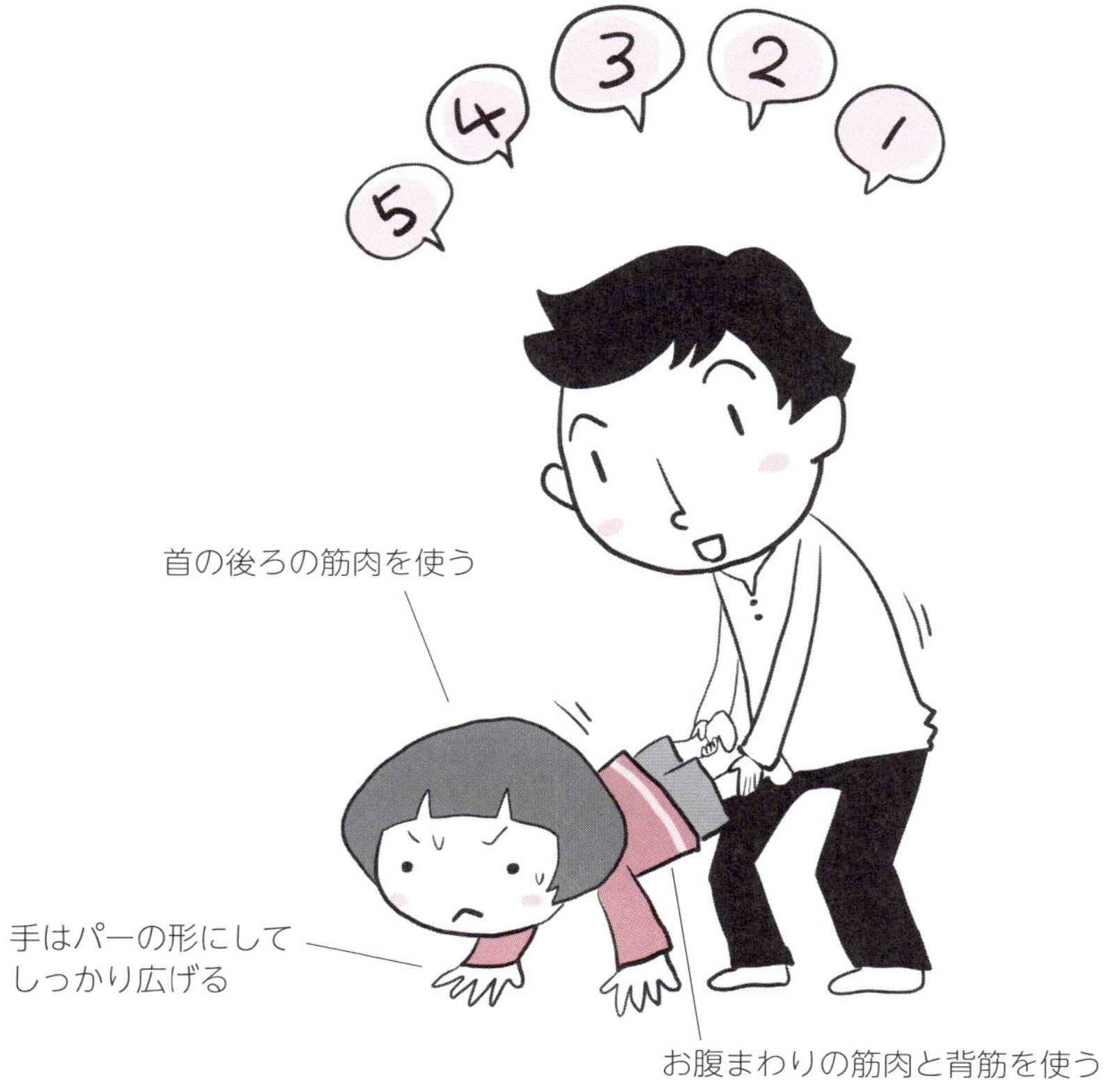
1
2
3
4
5
首の後ろの筋肉を使う
手はパーの形にして
しっかり広げる
お腹まわりの筋肉と背筋を使う

35

体力づくり

「片足立ち」は自分でズボンや靴を履くチャレンジ

片足で立ってバランスが取れるようになると、ズボンや靴などをスムーズに履けるようになり、自分で着替えができるチャンスになります。

ねらい

子どもが片足立ちの姿勢を保持し、靴やズボンを履いたりする時の、身体のバランス感覚を養う練習です。

やり方

①大人と子どもで向かい合い、一緒に、片方の足だけで立って数を数える。

②片足立ちの姿勢をできるだけキープする。

③反対側の足でも、同じように片足立ちをする。

工夫と配慮

・「片足立ち」の体勢がよくわからない場合は、大人が手を添えて、足の上げ方、上げる高さ、向きなどを教える。

・壁やテーブルなど、バランスを崩した時に手をついて支えられる物がない状況で行う。

・大人と子どもで一緒に数を数え、「今日は10まで」などと目標を立てて、長く立ち続けられるように取り組む。

・友達同士や家族で「誰が最後まで立ち続けられるか？」といったゲームもできる。

こんな時はどうする？

Q：片足で立てません。

A：どうしても片足立ちができない時は、大人が子どもの後ろ側から身体を支えて、「立つ感覚」を味わわせてあげましょう。また、子どもが大人の支えに頼りすぎないように、子どもの身体に手を添えるくらいにしましょう（身体を保持しすぎない）。

Q：片足立ちは簡単にできてしまいました。さらに発展させる方法はありませんか？

A：バランス感覚がよく、長時

間片足で立っていられる場合には、手の動きもプラスしてみましょう。「飛行機」と言って、片足立ちのまま腕を左右に広げたり、「鶴」と言って、頭上で両手を合わせて腕を伸ばすなど、様々なポーズでバランスを保つようにします。また、そのまま2回跳び、前へ進むとスキップになります。

やってみました！

立ったままで水着の着替え

俊也が保育園で靴を履く時は、下駄箱の前に座り込むのが習慣でした。ズボンやパンツを履く時も座っていました。

療育で教わった片足立ちと手押し車を、家で毎日取り組んでいると、できる時間や回数が少しずつ増えていき、私がほめると本人の自信にもつながっていったようです。そして、バランス感覚が身についたのか、立ったままで靴を履き替えられるようになりました。

小学校に入ってからは、濡れた場所での水着の着替えも、立ったままでできるようになりました。

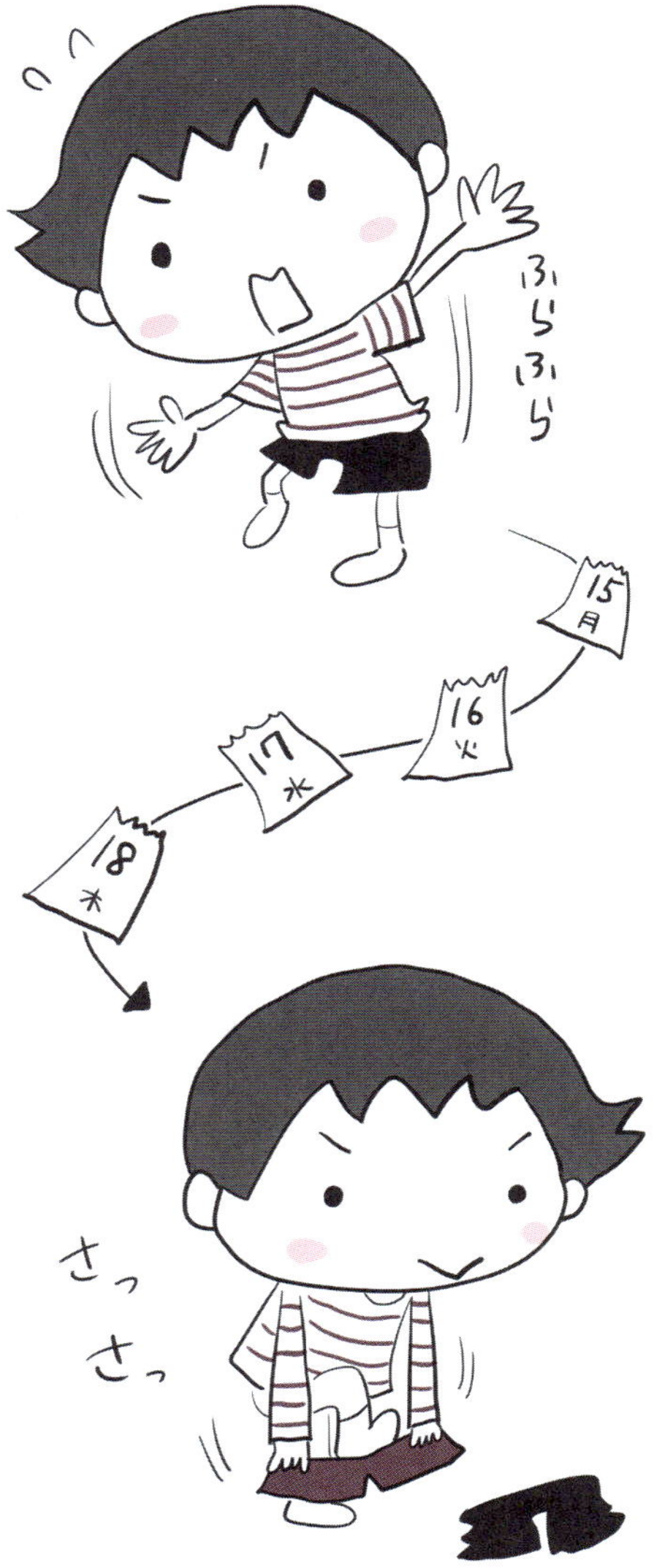

36 体力づくり
じっとする時の合言葉「小鳥の死んだふり」

じっとしているのが苦手な子どもは多いですが、それができると、散髪屋さんや病院もスムーズに利用できるようになります。

ねらい

子どもに「身体の動きを止める方法」を導きます。「じっとしていること」が身につくと散髪、病院の受診、映画鑑賞などがしやすくなり、**子どもの生活経験を広げる**ことができます。

橋本の療育現場では、身体の小さな生き物をイメージさせる「小鳥」と「動かないでいること」を子どもにわかりやすく伝えるための「死んだふり」という言葉をキーワードにしています。これはあくまでも一例なので、各家庭で使いやすいキーワードに言い換えてください。

やり方

①子どもに「『小鳥の死んだふり』と言ったら動かない」とルールを伝える（キーワードやルールが定着した後は「小鳥」などと略して言ってもOK）。

②**〈仰向け〉**大人がキーワードを言って、子どもが床に仰向けに寝た状態で、じっと動かないようにすることを教える。子どもの手の甲や足首の辺りにお手玉をのせて、それが落ちないようにじっとさせる。

③**〈椅子に座る〉**子どもが椅子に座り、手をひざに置いた状態で、手の甲にお手玉をのせて落とさないようにする。

④**〈立った状態〉**子どもに手足の動きを静止させ、身体を動かさないようにする（「身体を動かさない」ということがわかる子どもには、手足を押さえずに言葉で伝える）。

⑤大人が数を数える間、子どもはじっとする。「10まで」「100まで」など目標を立てて、その間はじっと動かないようにさせる。

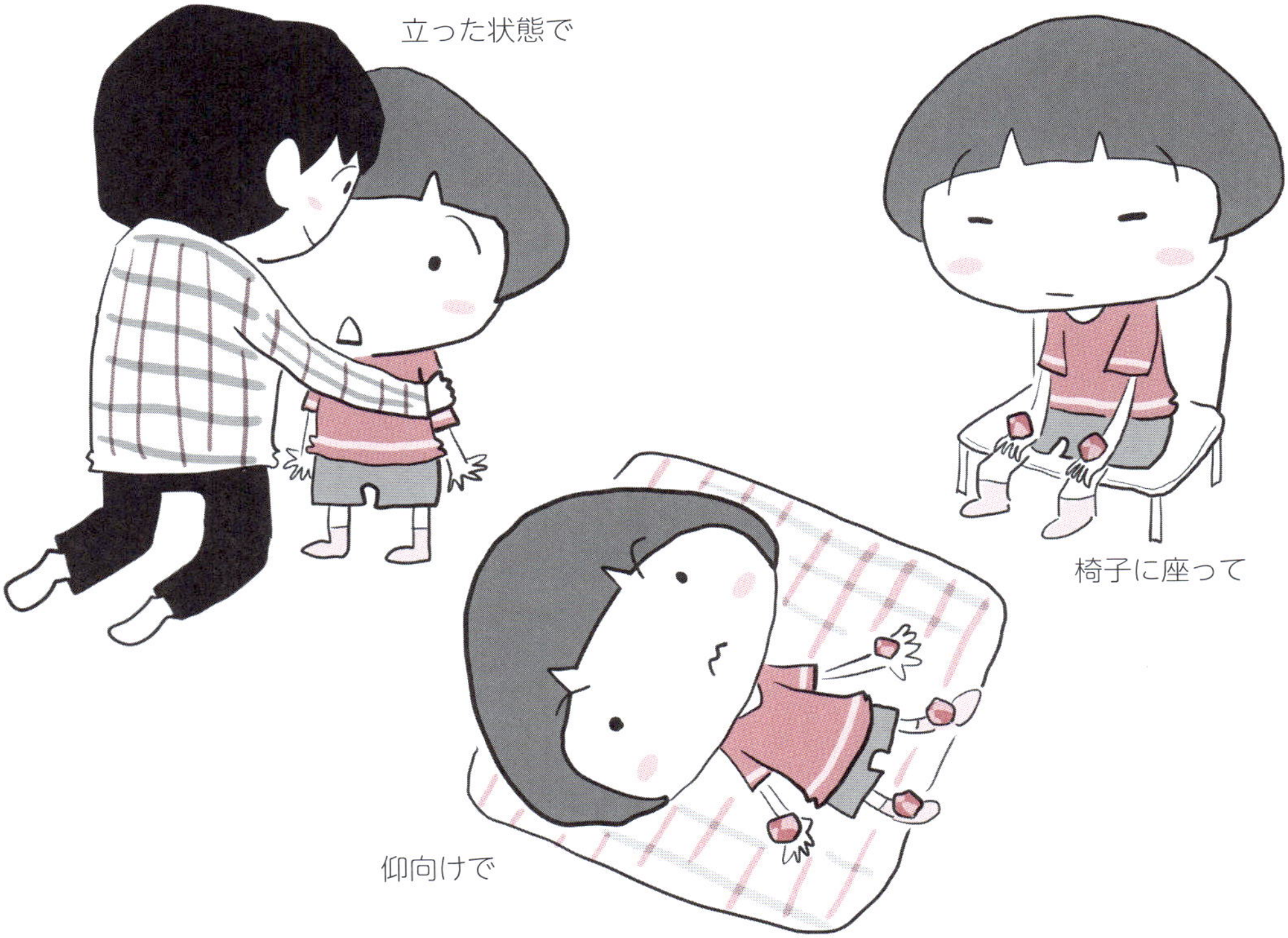

工夫と配慮

・お手玉を使う時は、まず大人が手の甲にのせて見せて、「落とさないよ」と子どもに伝える。次に子どもの手にお手玉をのせて、落としたら「おしい!」「もう1回」などゲーム感覚で取り組みながら、「落とさないこと」を実感させ、「動かないこと」を教える。

こんな時はどうする?

Q:仰向けになるのを嫌がります。

A:いきなり仰向けにさせようとすると、子どもが嫌がる場合があるので、慎重に導きましょう。例えば、お昼寝の時間や就寝前など「仰向けになるのが必然的な状況」で、大人が寝転んで見せて、同じ動きをさせるというのも方法の一つです。

どうしても、仰向けを嫌がる

場合は、椅子に座った姿勢や立った姿勢だけで行ってもかまいません。

やってみました！

床屋さんで散髪できた！

以前の裕也は、じっとしていられず、床屋さんに連れて行けないのが悩みでした。療育で相談した時に教えてもらった「小鳥の死んだふり」を、早速、自宅で実践。仰向けにさせて10を数えることから始めて、家族全員で裕也を囲んで応援しました。「動かないでいること」が少しずつわかってきたようでした。

まず、床屋さんで兄弟が散髪する様子を見学させてもらいました。床屋さんのソファでも、カウントしながらじっと座る練習をしました。

そして次は、いよいよ裕也が散髪に挑戦！　最初から終わりまで床屋さんの椅子に座り続けることができ、無事に散髪してもらえました。

歯医者さんに行けた！

可奈子は「多動」と言われ、療育に通うようになりました。「小鳥の死んだふり」に取り組んでしばらくすると、「小鳥」と言うだけで椅子に座り、20～50を数えるまでじっとしていられるようになりました。

そこで、以前から行かせたたかった歯医者さんにチャレンジ。私が、「治療中は『小鳥の死んだふり』だよ」と言うと、可奈子はちゃんと動かずにいてくれて、無事に治療することができました。

眠れるようになった

将太は、夜、なかなか寝ない子でした。家族みんなが静かにしていても寝つけず、起き上がって玩具を触り続けてしまう状態でした。

しかし、就寝時に「小鳥の死んだふり」を仰向けにさせて取り組むようになると、「いち、に、さん……」と数えるうちに、親が横にいる安心感なのか、眠るようになりました。

37

体力づくり

和式トイレも怖くない！「あひる歩き」

しゃがんだ姿勢でバランスがとれるようになると、和式トイレだけでなく、遊びの場面でも動きの幅が広がります。

ねらい

しゃがむ動き、お尻を地面につけないで座る動きを促すための体力づくりです。

この動作は、和式トイレを使う場面で役立ちますし、砂場などで遊ぶ際にも動きやすくなります。

やり方

①大人が、しゃがみながら、お尻をつけないで歩く見本を見せる。

②「あひるになろう」などと言って、子どもと一緒に行う。

③前へ移動できるようになったら、横や後ろへの移動もやってみる。

工夫と配慮

・子どもがうまくしゃがめない時は、大人と子どもが向き合って手をつないだまま座るようにして練習する。

・友達同士や家族で一列に並んであひる歩きをする（あひるの親子）のも楽しく取り組める。

こんな時はどうする？

Q：しゃがめますが、そのまま前に進めません。

A：しゃがみ込んで座れただけでも、大いにほめましょう。バランスを崩して尻もちをついても「おしい！」と言って励まします。尻もちをついてしまう場合は、子どもの後ろ側から手を添えて、身体が浮く感覚を味わわせながら、少しずつ前進できるようにしましょう。

身体の動きは、言葉で説明するよりも、一緒に動いて感覚を伝えることが大切です。

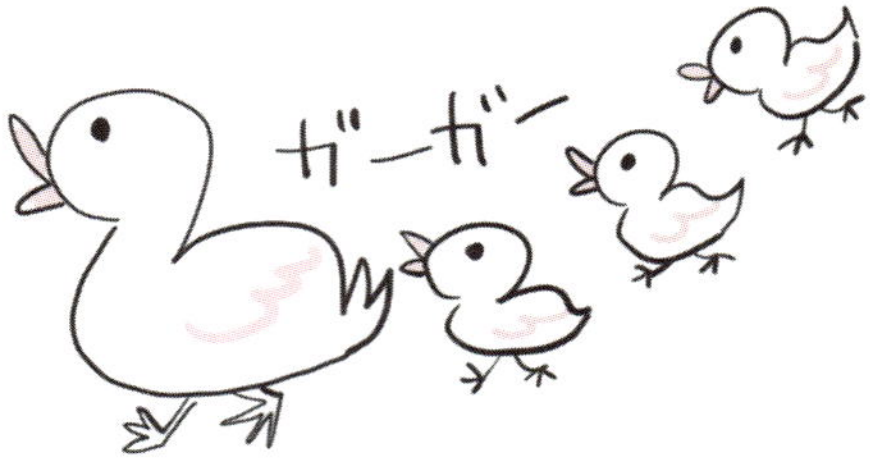

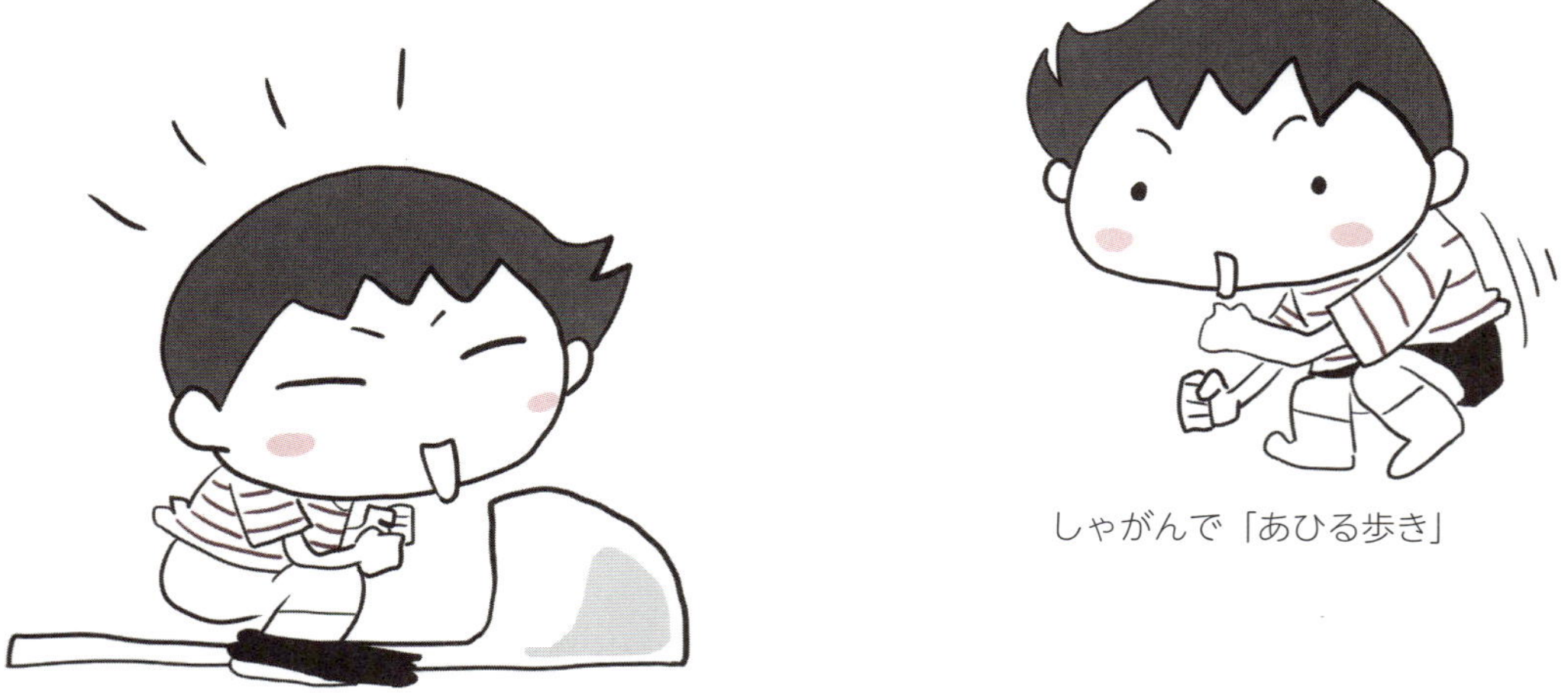

和式トイレも使える

しゃがんで「あひる歩き」

やってみました！

和式トイレが使えた

息子は和式トイレが使えないので、外出先では必ず洋式トイレを探していました。でも、「あひる歩き」の練習の成果で、和式トイレも利用できるようになったのです。おかげで、外出がとても楽になりました。

また、以前は園の砂場にお尻をつけて座り込んでいました。その場所で同じことをやり続けて、あまり遊びが広がりませんでした。でも、「あひる歩き」のおかげで、お尻をつけずにしゃがんだ状態で動いて、スコップやバケツを取れるようになるなど、以前よりも遊びが活発になりました。

38 体力づくり 折れない心を鍛える「山登り」

山登りは、筋力や持久力がつくだけでなく、日常から離れて気持ちをリフレッシュすることもできます。また、やり遂げる心を育てたり、達成感を味わったり、人との交流なども経験できます。

ねらい

アップダウンのある道を歩くことで**体幹が鍛えられ**ます。山道を歩く時は、足元の状況を確認して次の一歩をどこに置くか、手をどう使うかなどを、知らず知らずのうちに学びます。考える力もつきます。

また、山道では、大人とペースを合わせて歩くことや、人を待つこと、道を譲ること、すれ違う人と挨拶をすることなども経験します。

そして、山道を黙々と歩くことで、日頃の人間関係から**心が解放**されます。学齢期以降の人間関係に疲れた子どもが、たびたび山登りをして自分を取り戻している例もあります。

やり方

①はじめはアップダウンの少ないハイキングコースなどを選んで、大人と一緒に歩く。**子どもは大人とペースを合わせて歩く**ようにする。

②道中の休憩所で休むことや、細い道をすれ違う時に順番を待つことを経験させる。休憩ポイントは、なるべく頂上までの中間地点を選ぶ（「あと、半分登る／下りる」などの目安がわかりやすいように）。

③下りはスピードが出すぎないように注意する。「ゆっくり」という感覚を身につける。

工夫と配慮

- タオルやお茶など、**子どもの荷物は子どものリュックに**入れて、本人に持たせる（自分の物は自分で管理。親が荷物を持ってくれると思わせない）。
- コースに入る前に、トイレに行くことをすすめる。山道に

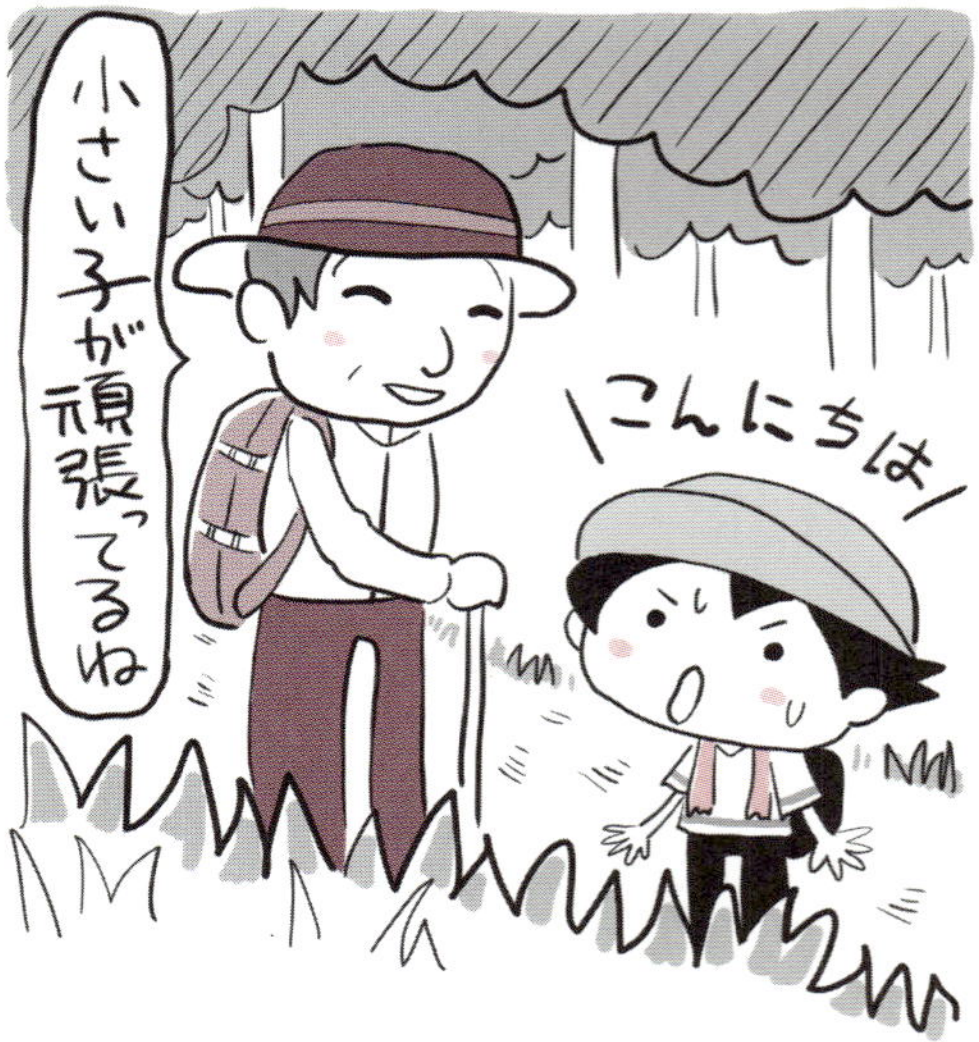
小さい子が頑張ってるね
こんにちは

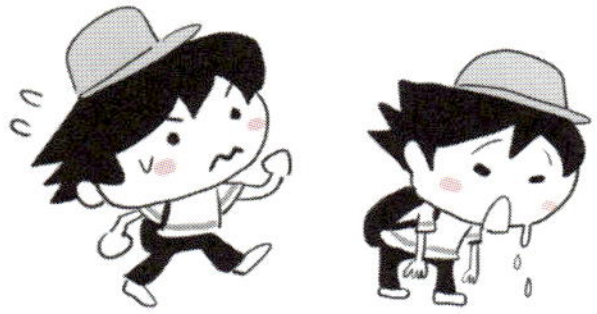

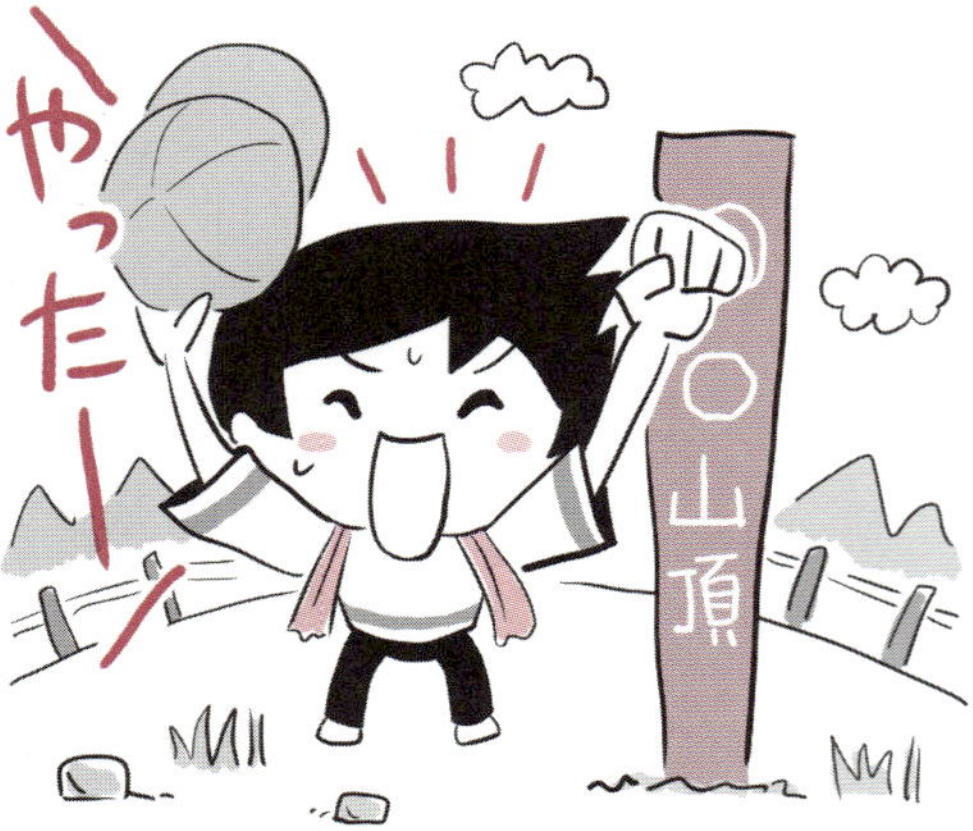
やったー
○○山頂

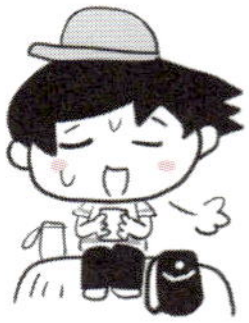

トイレがないことを実体験させて、前もってすませることを教える。

・山道で人とすれ違う時は、大人が率先して挨拶をしたり、道を譲るようにし、子どもにも促す。

・子どもが山登りをすると、「小さい子が頑張っているね」と褒められることも多く、嬉しい体験になる。

・休憩時には水分補給をすることを教えたり、知らない人と一緒に休憩することなども経験させる。

・水やお茶を飲むのが苦手、座って休憩するのが苦手な子どもがいるが、休憩所では座って水分補給をさせる。はじめは拒んでも、少量ずつ補給させる。

こんな時はどうする?

Q：山道を前に進もうとしません。

A：初めて山登りをする場合、子どもにとっては普段歩いている町の景色とはまったく違う知らない道です。特に「どこへ行くのか?」がわからない不安で、尻込みしてしまうことがあります。初めての山登り、初めて行くコースの場合は、**事前に伝えたり写真などで見せてあげましょう。**

Q：下り坂になると突進するように進むのでひやひやします。

A：言葉で「もっと、ゆっくり!」などと言っても伝わらないことが多いので、**子どもの手首を持って、大人のペースに合わせて歩かせる**ようにします。速く進もうとしても手を離さず、大人はわざとペースを落とすようにしてください。

やってみました!

山登りで「不器用」も改善!

息子の手先の不器用さが気になって療育で相談すると、先生からなんと山登りをすすめられました。「騙されたと思って、やってみてください」と言われ、半信半疑で親子で挑戦してみました。アップダウンのある山道が身体づくりに影響したのか、息子の姿勢が整い、鉛筆を持つ手の動きも変わってきました。手がうまく使えない原因の一つが、体幹が緩く、安定していないことにあったようです。

山を登るうちに、イライラがなくなって別人のよう

小学1年生の春樹は顔を水につけるのが苦手で、プールの授業が始まると、毎日大荒れでした。帰宅するなり水筒を投げて当たり散らし、私がいくらなだめても、話しかけても、「学校へ行きたくない!」の一点張り。プール授業がある間は、私の心も沈むばかりです。

やっと夏休みに入ったので、年長児の頃に家族で登った山へ行きました。春樹はすれ違う人に「こんにちは」と挨拶し、登頂した時の表情はまるで別人のよう。「春樹が息を吹き返した!」そんなふうに感じました。

春樹は、プールの不安を家で荒れることで解消しようとしていましたが、山登りをしたことで気持ちがリセットされ、自分を取り戻したようです。

39

体力づくり

走りながらやり遂げる力を身につける「マラソン」

走ることは体力はもちろん、「学ぶ姿勢」と「やり遂げる力」が身につきます！

ねらい

マラソンは、「やり遂げようとする気持ち」を育てます。また、身体を丈夫にし、心身の耐久力がつきます。マラソンが習慣になると、生活リズムや物事への姿勢も整い、課題に向き合う気持ちが育ちます。

思春期以降には、走ることでエネルギーの発散になる場合もあります。

やり方

①大人と手をつないで歩くことから始める。大人のペースに合わせて歩くように導く。

②車の出入りがない道など安全な場所で、手をつながないで大人と一緒に歩く。

③距離を決めて、大人と一緒に走る（マラソンを始める）。

工夫と配慮

・マラソンを始める時には、あらかじめコースを決めておく。なるべく、子どもの気が散るものがない場所を選ぶ。

・「時間がある時に」ではなく、マラソンをする時間を決めて行う。特に早朝がおすすめ（脳の覚醒を促し、一日を活動的に過ごせる）。

・一緒に走る人が多いと、周りに気を遣ったり、ペースを乱されたりするので、親子マンツーマンで取り組む。

・子どもが走るのを嫌がって大声を出したりすると、周囲が驚くので、マラソンやウォーキング用のトレーニングウエアを着て、首にタオルをかけるようにする。

こんな時はどうする?

Q：道に座り込んでしまって、動こうとしません。

A：マラソンやウォーキングに限らず、欲しいものを買ってもらえない時など、普段から「座り込んで意思を通そうとする」ことはないでしょうか？　そうした行動が多く、しかもそれで要求が通る経験をしていると、座り込みが習慣になる場合があります。

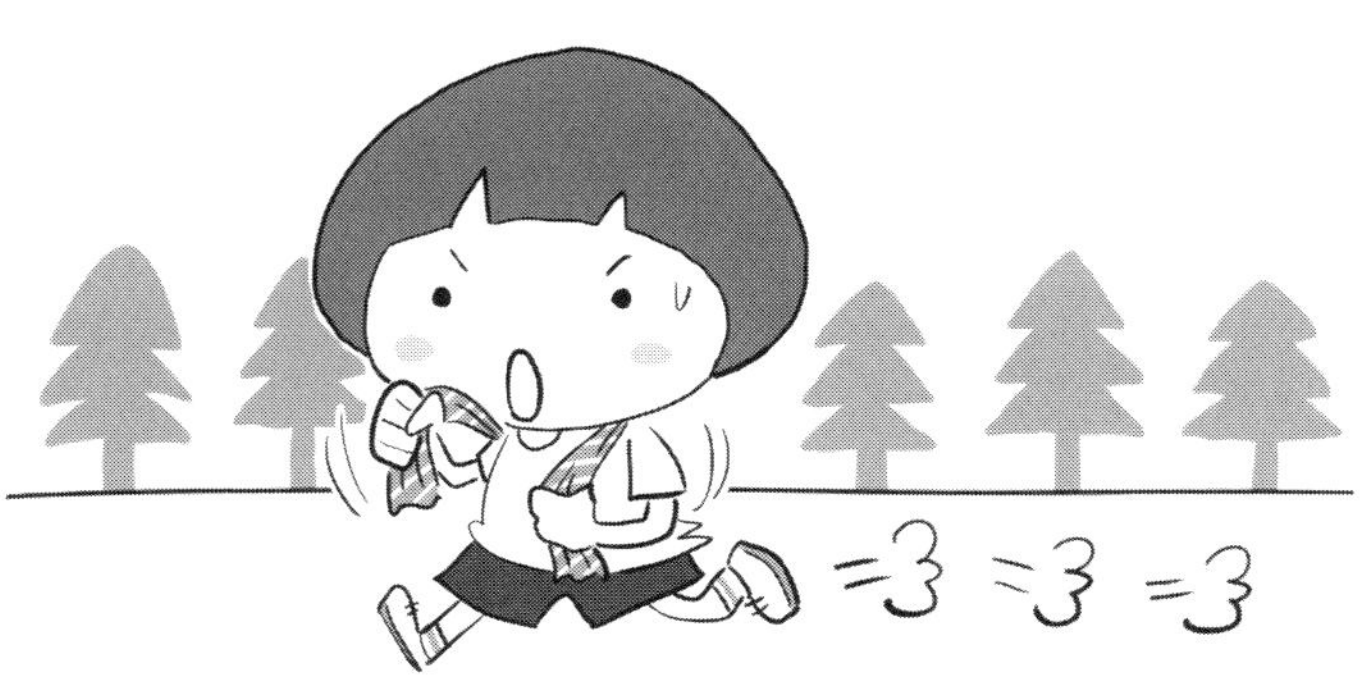

まずは、数メートルでも走る（動く）ことを促します。はじめは、公園の周りを一周するなど、距離をわかりやすくします。あとは続けることです。「動かずにいれば、やらなくてすむ」と誤学習させないようにします。

Q：「走り方」がわからないようです。

A：「足を上げて、手を振って」と言葉で説明しても、子どもにはわかりづらいものです。走り方がわからない、フォームが乱れやすいという子どもには、首からスポーツタオルをかけて、タオルの端を握って前後に振ることから始めましょう。動きを体験させることで「走り方」を教えていきます。

Q：朝起きないし、走りたがりません。

A：起きないことには着替えや洗顔もできませんね。また、起きられても、走りに行く準備をしている段階で、子どものやる気が低下して嫌がるケースもあります。朝の時間は限られているので、大人のほうが根負けしてしまうこともあるでしょう。

翌朝起きたらすぐに走れるように、トレーニングウエアなどを着た状態で寝るというのも、一つの方法です。着替えという手順が一つ減るだけで、子どもとの格闘も減ります。洗顔も濡れタオルで拭いてあげる程度でOK。そして、マラソンに関しては、子どもを説得するよりも、とにかく「走ること」を実行することを優先します。

やってみました！

マラソンで生活リズムが整い、かんしゃくが激減

息子は幼少期から、とても育てにくい子どもでした。自分の思い通りにならないとかんしゃくを起こして泣く、叫ぶ、寝転がる、の3拍子。しかも、全身で抵抗していました。買い物をする時も息子が中心で、彼が泣いて喚いたらそこで終わり。息子を抱えて撤収です。家族みんなヘトヘトでした。

そんな時、先輩のお母さんから「マラソン」にはたくさんの意味があるという話を聞きました。「この悩みを解決できるのなら！」と一大決心をして、私も息子とマラソンを始めることにしたのです。

予想通り、初日から息子は大泣きで「助けて～！」「やめて～！」「嫌だ～！」と叫んでいました。近所の方にも窓から覗き見されて、虐待と思われるのではないかとひやひやしました。それでも、私は絶対にやると決めていたので、「マラソンに行きます！」と言いました。しかし、息子は道に座り込んで動かず、その日は終わったのです。

大騒ぎだった初日の反省をふまえ、翌日からは人が少ない畑の周りを走ることにしました。畑を1周すると約500mで、走った距離が子どもにもわかりやすいことと、ご近所の方を驚かせないためです。

毎朝「6時に家を出る」「3km を走る」を目標に、時には兄弟も一緒に連れて行きました。すると、次第に叫ぶことがなくなり、黙ってついてくるようになりました。その後、少しずつ私と一緒に走るようになり、今では、兄弟を追いかけて楽しそうに笑って走っています。近所の方からも「頑張ってるね！」と励ましや応援をいただくようになりました。

マラソンが習慣になったことで、息子は早起きになり、夜も熟睡でき、生活のリズムが整ってきました。身体を動かすと、精神的にもすっきりするようです。何より、あれほど悩まされたかんしゃくが激減しました。

また、体幹も鍛えられ、学校でも「背筋が伸びて姿勢がいいですね」とほめられました。学習面でも長時間座って集中力を持続できるようになっています。私から見ても「すごいな」と感心するくらいです。

小雨が降る日でも「マラソン行く！」と言うほど、息子はマラソンが大好きになり、楽しそうに走っています。

3 章

発達障害のある子の子育て、よその家族はどうしている？

この章では「発達障害」と診断された子どもの親たちの声を紹介します。
当事者家族の本音を知ることで、
共感したり、気持ちが軽くなったりするでしょう。

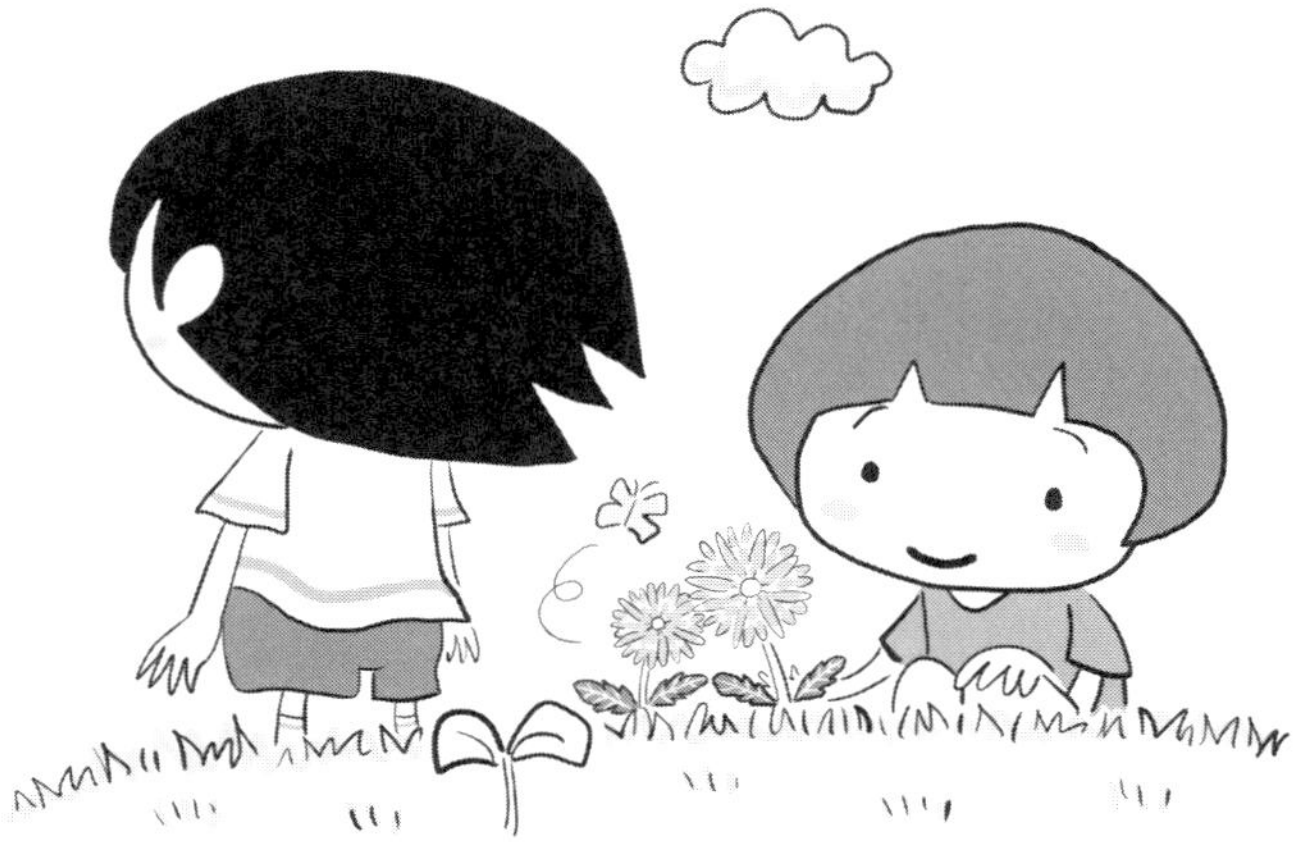

我が子が「発達障害」と診断された時、多くの親は「『発達障害』って何？」「これから、どう育てていけばいいの？」と悩まれます。そのような時は、同じ悩みを持つ親や、子育てを経験した人のエピソードにヒントがあります。心が軽く、前向きになれるかもしれません。

この章では、子どもが成長する過程で親たちが感じたことを紹介します。

不安な気持ちになっても、噂話や夢のような話には惑わされないでください。そして、正しい知識や、制度の最新情報を得るようにしましょう。また、親子だけ、家族だけの世界に閉じこもってしまわないことも大切です。つながりを持つことで助けられる子育てもあります。

「発達障害」と診断されて「治せる」と思っていた

息子が自閉症（当時）と診断された時は衝撃でした。それでも、診断から1か月後には、自閉症に関する情報を集め、試せるものは何でも試しました。頭のどこかで怪しいとは思いつつも、「自閉症は治せる」といった高額な本も買って読みました。まだ「普通」への執着が強かった私は「ひょっとして、治るのでは？」という思いを捨てられずにいたのです。

そんな時、ある講演会で「無知は罪です。高額な本や教材にだまされないで！」という話を聞き、「まさに自分のことだ！」とはっとしました。そして、たとえ自分にとって厳しいものでも、正しい情報に基づいた対処をしていこうと気持ちを整理できました。

今でも、様々な場面で「健常児」とされる子どもたちと我が子の差を感じては、心が乱れてしまう自分がいます。それでも、息子は息子なのだから、生きていくための方法を身につけさせるという基本は大事にしています。これからも、やわらかな心と考え方を持ちながら、子育てをしていきたいと思います。

いっそ、この子と一緒に……

子どもが発達障害とわかった時は、これまでの人生で最も苦しい日々でした。「なぜ、うちの子が？」という感情よりも、「私がちゃんと産んであげられなかった」「この子の人生はどうなるのか」「私はなんてひどいことをしてしまったのか」……と、罪悪感でいっぱいでした。「この先、辛いことしか待っていないのなら、まだ何もわからないうちに一緒に……」とまで思いつめたこともあります。

　それでも、子どもが児童発達支援センターに通い始め、他の親たちに出会えたことで、考え方が変わっていきました。「悲観するのは一旦やめて、できる限りのことをやって、それでもどうしようもなくなったら、その時にまた考えよう」と思えるようになったのです。

　そう思えた時の、目の前の霧が晴れていくような感覚は、今でも忘れられません。

ひとこと

　親の中には、「自分のせい」と自責の念にかられて、落ち込んでしまう方が少なくありません。特にお母さんは、「あの時の○○が原因なのでは?」「自分のせいで」……

という考えに陥りがちです。また、「周囲の無理解」という大きな壁があると、余計に孤独を感じて、思考がマイナスに向いてしまいます。

　お母さんの時間が止まってしまうと、子どもだけでなく、家族みんなが沈んでしまいます。落ち込んで泣いたり、喚いたりしながらも、また本来の自分に戻ってほしいと願います。

「のんき　こんき　げんき」これは筆者の療育の合言葉です。成長していく子どものためにも、エネルギーの方向を変えていくことが、一番の応援だと思います。

イライラと自己嫌悪

「できないところ」ばかりが目について……

　私が思わず「何で?!」と怒った時、優太郎がしゅんと沈んでいることには気づいていました。それでも怒ってしまうことに、自責の念を抱いていました。

　ある時、弟から「お母さん、お兄ちゃんを怒ったら、僕も悲しい」と言われて、私ははっとしました。そして、こんな標語を作ったのです。「怒らない、家族みんなが泣いている」。その後、夫と相談して、私一人で頑張りすぎないことなどを話し合いました。また、夫と役割分担を見直し、スポーツなど、私が苦手なところは任せるようにもしました。

　それから、優太郎には家事を教えることにしました。はじめは手を添えながら教えていたことが、だんだんできるようになると「お母さん、任せて!」と自分から率先してやるようになりました。

これまで、私は優太郎の「できないところ」ばかりを見ていたと思います。今は、彼の心優しい面に気づくと、本当に嬉しい気持ちになります。

ひとこと

つい「何でできないの!」と怒ってしまう、という親からの相談は少なくありません。こうした気持ちになることは、誰にでもあります。そして、その根底には、できないことで困っている、苦労している子どもを、「なんとかしてあげたい」という思いがあるからでしょう。

そのことを親たちに伝えると、みなさんはっとして「そうでした。子どもがなかなか覚えられないから、教えようとしていたのに、怒ってばかりでした」と反省されます。

誰だって、怒りたくて怒っているわけではありません。

また、どのように教えたり、関わったりすればよいかわからない時もあります。そのような時は、子どもの状態を観察し、「なぜ?」と考える時間を持ってみてください。

何気ない言葉が辛い……

他人の言葉に翻弄されて

息子はじっと座っていることが苦手で、すぐに立ち上がって思うままに歩き回ります。無理に座らせようとすると、大声で泣き叫ぶ有様で、私は毎日ヘトヘトでした。そんな状態を見た親戚に「何もしていないの!?」と言われてショックを受けました。ところがある日、保育園で「お母さん、あまり頑張らなくてもいいと思いますよ。お母さんが頑張りすぎると、お子さんもしんどくなって不安定になってしまいますよ」と言われました。「何もしていないの?」と言われたかと思えば、「頑張らなくてもいい」と言われ、私はパニックになりそうでした。

でも、冷静になると、息子と一番長い時間一緒にいるのは私で、他の人は「その時」の息子の様子だけを見て、色々と言うのだと気づきました。それなら、「息子のためになることを一つでも身につけさせよう」と療育を始めることにしたのです。

根気強く関わり続けるうちに、息子は身辺自立ができるようになり、折り紙や絵を描くことが好きになり、数字や順番がわかり、文字が読めるようになり……気づけば、椅子にもちゃんと座っていられるようになりました。

「大丈夫よ」って、何が？

様々な人から、よく「大丈夫よ」と言われました。きっと私を励まそうとしたり、何と言えばいいかわからなくて出てきた言葉だと思います。でも、私は「何が大丈夫なの？」と心の中で思っていました。

障害をもって生まれ、じっとしていることも、自分の気持ちを言葉にすることも、字を読むことも難しい我が子。常に、息子が何をしているのかに気を配り、身の安全を守ることだけで、私の一日は過ぎていくのです。『大丈夫』なことなどない。心配なことばかりだ！」と思っていたので、他人からの「大丈夫」には苦笑いで応じるしかありませんでした。

私の場合は、同じ立場のお母さん方や療育の先生たちに話を聞いてもらって、気持ちを前向きにするように心がけてきました。

ひとこと

子育てに関する悩みを打ち明けた時、周囲の人から「大丈夫だよ」「様子を見ましょう」「そこまでやらなくてもいいんじゃない？」「考えすぎでは？」などと言われることはよくあります。もちろん、励ましたり、安心させたいという気持ちからの言葉なのですが、当事者としては、「わかってもらえない」という気持ちになります。

また、「そんなやり方をしているの？」「もっと、こうしてみたら？」といった指摘や助言も、かえって疑問や不安を増幅させて、親の自信をなくさせたり、落ち込ませたり、苛立たせたりする場合があります。

そんな時のために、様々な相談窓口があることをぜひ知っておいてください（P171~172参照）。

療育への一歩を踏み出して やっておいてよかった

父親として子どもの将来を考えた時、子どもが「自分でご飯を食べていけるようになる」ことが目標の一つになりました。療育のことはよくわかりませんでしたが、療育センターで相談し、説明を受け、子どもを「自立」に導くことができると感じ、通わせることにしました。

はじめは子どもが療育センターに行くのを嫌がって泣くことも多く、妻にも「かわいそうだ」と言われました。それでも、息子をなだめて車に乗せ、通い続けました。そんなある日、息子がいつものように泣いたりせずに、真剣なまなざしで課題に取り組んだのです。その後は、妻の考え方も少しずつ変わっていきました。

　もし、「かわいそうだから」と療育に行くのをやめて何もしなかったら、息子は小学校で「厄介な子」と見られたでしょうし、本人も学校生活になじめず大変だっただろうと思います。正直、他の子どもよりも時間がかかる子育てですが、根気強く導いていきたいと思っています。

診断がなくても療育はできる

　保育園でも学校でも、「相談に行かれてはどうですか？」と言われてきました。でも、病院へ行くのは勇気がいるし、祖父母も「孫を精神科に連れて行くなんて！」と強く反対するので受診できませんでした。

　診断がないと、何もしてやれないのだろうかと悩み、ネットや本で情報を集め、試行錯誤する日々。特に、子どもの暴言と勉強の教えにくさには八方塞がりでした。

　ある日、医師の診断がなくても療育を利用できることを知り、相談に行きました。子どもへの指示の出し方や注意のし方など、家庭での関わり方を教えてもらい、早速、取り入れました。「やってみよう！　これでやっとスタートできる！」と気持ちを新たにできました。

　休日になると、子どもが料理や犬の散歩をしてくれます。犬の糞は嫌なはずなのに、「うんち係になる！」と言ってくれて、私が「ありがとう」と言うと、反対に「ありがとう」と返してくれます。苦手なことや暴言が出ることもありますが、優しい心も育っています。そのことを、周りの人たちにも伝えていきたいと思っています。

子どもだって苦しんでいる

　息子は、学校の授業が理解できずに苦しんでいました。本人は「自分の頭が悪いせいだ」と思っているようで、「このバカ、バカ、バカ……」と言いながら頭を叩く姿を見た時は、胸が痛みました。

　学校の先生と相談して、私が教科書の内容を視覚的にわかりやすい教材にしたものを作ったり、唄のように暗記する方法で取り組むことにしました。すると、息子は「わかるようになってきた！」「教えてもらってよかった！　助かった！」と満面の笑みで言ってくれました。

　正直、この家庭学習はすごく時間がかかりますが、ゆっくり取り組んでいきたいと思います。そして、私自身も「今日はよく頑張った」と思ったら、自分を労いたいと思います。

ひとこと

学校のスケジュールや勉強についていけず、もがき苦しんでいる子がいます。どうすれば学校を休めるのかと考えて、わざと病気になるような行動をとったり、その結果、本当に月曜の朝に熱を出してしまう子もいます。

体調が変化したり、不安が強い時には、無理な行動をとる必要はないと考えます。時には「逃げること」も教えて、子どもの心身の安全を第一に考えましょう。

そして、「周囲に合わせすぎること」「真面目すぎること」「～ねばならない」といった頑なな考え方に縛られないようにしましょう。人生は長いので、時には「やり過ごす」ということがあってもよいのではないでしょうか。

中学生・高校生になったら

失敗から学んで成長

発達障害のある子を育てていく中で、「失敗体験をさせない」というフレーズをよく聞きました。でも、本当にそれがよいのでしょうか。うちでは、子どもが失敗しても責めたりせずに、次の方法を考えるようにしています。なぜなら、多感な中学生や高校生は、失敗とつまずきの連続だからです。

高校生の息子は、はっきり言って、失敗から学ぶことのほうが多いです。でも乗り越えたぶんだけ、経験を積み重ねていると感じます。

伝え方の工夫も必要

娘はＡＤＨＤ（注意欠陥多動性障害）と診断されていて、目に飛び込んできた情報に対して、すぐに反応してしまいます。

最近はミニスカートにはまっていて、丈がどんどん短くなり、下着が見えても一向に気にしません。足を広げて椅子に座らないように注意しても聞きません。そこで、「あなたの夢はアイドルだったよね。そんな姿を写真に撮られてネットで晒《さら》されたら、恥ずかしいことになるかもね」と言うと、「それはヤバい！」と少し気をつけるようになりました。

身体も大きくなっているし、小さい頃と同じような関わり方はできませんが、親のちょっとした工夫で本人に気づかせていけば、変わっていくと思います。

「できません」が言えなくて

息子は思春期・反抗期の真っ只中の高校1年生。高校生になると、卒業後の「就職」という高いハードルが目前にあらわれます。そのせいか、本当はわからないのに「わかってる」と言うことが増えました。

先日、学校の先生から「この文章をパソコンで打ち込めるか?」と聞かれて、息子は「できます」と言って持ち帰ってきました。でも、実際にはパソコンなんて使えません。当然、自分ではできないので、私に文書作成を命じてきました。

「できないことは、『できない』と言いなさい」と私が突き返すと、なんと先生に「パソコンが壊れたのでできない」と言い訳をしたのです。「嘘はだめでしょう!」と注意すると、「お母さんがやってくれないからだろ~」とさんざん私に文句を言い、その後は口もききません。

結局、パソコンが得意な従妹にこっそり教えてもらったようで、なんとか自力で入力した文書を学校に持って行きました。親には素直に「教えて」と言えない年齢になってきたのだなと感じました。

ひとこと

子どもが成長するにつれて、周囲からの配慮や支援の手は少しずつ減っていきます。本人にとっては、いきなりハードルが上がったように感じ、自信を失うこともあるかもしれません。

今までは配慮によってできていたことが、自力では難しくなることがあります。でも、「できない」とは思われたくなくて、嘘をついてしまう子もいます。

嘘をつくことは、「自分で何とかしようと考えた結果」と解釈することもできます。また、そうせざるを得ない事情で嘘をついている場合もあります。頭ごなしに「嘘をつくな!」と注意されると、子どもは何も言えなくなってしまいます。なぜそう言ってしまったのか理由を聞いて、解決の糸口を考えていきましょう。一番もがいているのは子ども自身なのです。

[巻末資料]

● 子どもの発達が気になった時の相談窓口

「うちの子は、他の子と何か違う……」「もしかしてうちの子、発達障害では!?」と感じて、書籍やインターネット等で情報収集する人もいるでしょう。子育てに不安や悩みがある時に、相談できる窓口があります。

市町村保健センター	子どものことや子育ての不安を個別に相談できる。集団での親子教室を開催したり、地域の療育施設に関する情報提供も行う。地域によってサービス内容や利用方法が異なるので事前に問い合わせるとよい。
子ども・子育て支援センター	主に乳幼児を子育て中の親が、気軽に集い、交流できる場。子育てに関する情報提供や、子育てに困った時の子育てアドバイザーによる相談対応なども行う。
こども家庭センター（児童相談所）	0歳児から満18歳未満の子どもの福祉に関する相談に対応し、援助などを行う行政機関。子育て期の悩みや困りごとについて、専門職員が情報提供をしたり、サービスや支援機関を紹介する。
小児科、精神科などの病院	問診や生育歴の聴き取り、各種の発達検査、子どもの行動観察など、多角的な見立てによって診断する。

● 就学前・就学中の子どもが利用できる療育機関

児童発達支援	障害のある子や発達の気になる子（主に就学前の6歳まで）を対象に、日常生活の自立支援や機能訓練を行ったり、保育園や幼稚園のように遊びや学びの場を提供するなどの支援を行う。
放課後デイサービス	障害のある子や発達に特性のある子（6～18歳）が、放課後や夏休みなどの長期休暇に利用できる福祉サービス。個別療育や集団活動を通して、家と学校以外の居場所づくりにもなる。
保育所等訪問支援	児童指導員や障害児施設等での指導経験がある保育士が保育所などを訪問し、障害のある児童や保育所等のスタッフに対して専門的なアドバイスを行う。

相談する時のポイント

スムーズに相談するためにも、事前に要点をまとめるなど、準備しておくことをおすすめします。

相談したいこと	・例えばかんしゃくなど、困っている行動 ・進路の不安 ・利用可能な福祉サービス　など
用意するもの	・母子健康手帳 ・生育歴がわかる記録やメモ（人見知り、指さし、初語など） ・日頃の子どもの様子をまとめたメモ （好きな遊びとその内容、偏食など食べ物のこと、言葉に関すること、食事・排泄・睡眠などの生活面、遊具や身体の使い方などの運動面）

ひとこと

病院などを受診する場合は、事前に家族でよく話し合ってください。受診すべきかどうか家族だけで判断がつかない時は、所属する園や学校で診断の必要性について相談してもよいでしょう。園や学校の生活で子どもが困っていることや、集団でいる時の様子なども教えてもらえるかもしれません。

受診して診断名がつくことで、同様の診断を受けた人の歩みを知って、今後の参考にすることもできます。

ただし、「発達障害」と診断されなければ、療育や特別支援教育を受けられないということはありません。大切なのは、診断名がつくことではなく、子どもの状態に対して、今後どう関わればよいかを考えることです。子どもたちには、たくさんの可能性があります。その可能性は、大人の接し方や療育などによっても変化します。

発達障害は「見えにくい障害」と言われるように、周りの人々の見解も様々です。子どもへの理解と応援のために、相談窓口を利用することから始めてみてはいかがでしょうか。

おわりに

「もし、自分がいなくなったら、この子はどうなるのだろう?」――多くの親が考えることでしょう。親がいなくても生きていけるのか、孤独にならないだろうか……そんな不安から手を差し伸べているることが、実は、子ども自身で判断する機会を減らしてしまっている場合があります。

「もしも」のことを考えるのなら、親がいなくなっても生きていけるように、その「術」を教えておくことが重要です。すべてを完璧にできなくても、生きていくために必要なことを、実体験を重ねて身につけておけば、長い年月はかかっても「不安」は「安心」に変わります。そして、子どもたちを見守る人や社会とつながる術も知っておくことです。

療育の本質は「方針を持った丁寧な子育て」です。丁寧な子育てで重要なのは、子どもの話を聴く時の姿勢。「耳」と「目」と「心」で聴くようにします。そして、丁寧な子育てを続けていけば、やがて生きる力になると信じています。そのような子どもたちをたくさん見てきました。子どもたちに接していると、「チャレンジできること」こそが、才能であると実感します。

本書では、子どもとともに歩んできた親たちのエピソードを紹介しました。彼らは、決して特別な親ではありません。私たち現場の職員とともに悩み苦しみ、子どもと一緒に成長された方々です。子どもが成長するにつれ、「療育」として導く機会は減っていきます。自分でできることが増え、子どもたちは自ら考えて行動するようになります。実は、「療育」は親子が楽になることを目指しています。

「生きる力をつける」――この意味は深く、容易なことではありません。ですが、本人が生きていけるように私たちは応援を続けていきます。そして、少しずつ支援の手を離し、いつの日か、子どもたちが自分で歩んでいけるように、見守っていきたいと思っています。

本書を活用して、多くのご家族が生き生きと、豊かな人生を送られることを心から願います。

2018年 4月

橋本 美恵

鹿野 佐代子

著者紹介

橋本 美恵

（はしもと・みえ）

兵庫県の姫路市総合福祉通園センタールネス花北にて約15年間、ひょうご発達障害者支援センタークローバーで約15年間、通算30年療育現場に関わる。外来療育や保健センターの親子教室で早期療育を担い、現在は、幼児期と学齢期の相談及び家庭でできる個別療育に取り組む。その他、「将来を見通した療育」や「自立への道」を共に考える保護者勉強会等を開催し、保育所、幼稚園、児童発達支援事業所、小学校などの現場に出向いて、子どもの見立てや関わり方を伝えるコンサルテーションや連続講座、兵庫県下の市町保健センターにて「家庭療育支援講座」（ペアレント・トレーニング）に関するコンサルテーションと普及活動も行っている。臨床発達心理士、特別支援教育士、保育士、特別支援学校教諭一種免許、小学校教諭一種免許、幼稚園教諭二種免許。

論文：式部陽子・橋本美恵・井上雅彦「保健師を中心にした発達の気になる子どものペアレント・トレーニングの試み」『小児の精神と神経』50(1)、2010年、p.83-92

著書：『発達障害事典』日本LD学会編（分担執筆・丸善出版）

鹿野 佐代子

（しかの・さよこ）

大阪府障害者福祉事業団の職員として33年間勤務し、その中で通勤寮における知的障害のある人の結婚支援をきっかけに、「性」と「お金」の支援の大切さに気づく。在職中、性教育を行うための支援プログラム開発の研究活動を行い、金銭教育支援に役立てるためにFP資格を取得。後に、「親なき後」対策の活動に生かすため、終活アドバイザー資格も取得。現在は、キャリアを活かして、障害のある人やその家族を対象に、楽しく学べる「性」と「お金」の勉強会や、親が元気なうちにできる「親亡き後の対策」について全国で講演を行う。執筆活動の他、テレビ番組のコメンテーターとしても活躍中。AFP・2級FP技能士、終活アドバイザー、保育士、幼稚園教諭二種免許。

論文：『知的障がい者の家族に対するファイナンシャル・プランニング』で第4回日本FP学会賞 日本FP協会奨励賞を受賞、『浪費する知的障がい者へのファイナンシャル・プランニング』で第1回「FP向上のための小論文コンクール」最優秀論文賞を受賞。

著書：『今日からできる！ 障がいのある子のお金トレーニング』（共著・翔泳社）

参考文献

『家庭療育支援講座 スタッフマニュアル』井上雅彦（監修）／橋本美恵・式部陽子（編集・執筆）／ひょうご発達障害者支援センター クローバー

『自閉症スペクトラム児のための心を育てる育児と教育 検査と課題学習 算数指導の進め方』トモニ療育センター 河島淳子・高橋千惠子（著）

本書内容に関するお問い合わせについて

このたびは翔泳社の書籍をお買い上げいただき、誠にありがとうございます。本書に関するご質問や正誤表については、下記Webサイトをご参照ください。

刊行物Q&A　https://www.shoeisha.co.jp/book/qa/
正誤表　https://www.shoeisha.co.jp/book/errata/

インターネットをご利用でない場合は、FAXまたは郵便にて、下記"翔泳社 愛読者サービスセンター"までお問い合わせください。電話でのご質問は、お受けしておりません。

送付先住所　〒160-0006　東京都新宿区舟町5
FAX番号　03-5362-3818
宛先　（株）翔泳社 愛読者サービスセンター

回答は、ご質問いただいた手段によってご返事申し上げます。ご質問の内容によっては、回答に数日ないしはそれ以上の期間を要する場合があります。
本書の対象を越えるもの、記述個所を特定されないもの、また読者固有の環境に起因するご質問等にはお答えできませんので、予めご了承ください。

※本書の内容は、2018年4月現在の法令に基づいて記載しています。
※本書に記載されたURL等は予告なく変更される場合があります。
※本書の出版にあたっては正確な記述につとめましたが、著者や出版社などのいずれも、本書の内容に対してなんらかの保証をするものではありません。
※本書に記載されている会社名、製品名はそれぞれ各社の商標および登録商標です。

●購入特典●

以下のサイトより、著者が発達障害のある子ども（小学3年生～中学生）を対象に行った金銭教育のモニタリング結果をまとめたレポートがダウンロードできます。

https://www.shoeisha.co.jp/book/present/9784798153698

※SHOEISHA iD（翔泳社が運営する無料の会員制度）のメンバーでない方は、ダウンロードの際、会員登録が必要です。

誤学習・未学習を防ぐ！
発達の気になる子の「できた！」が増えるトレーニング

2018年 5 月21日　初版第1刷発行

著　者　橋本《はしもと》 美恵《みえ》・鹿野《しかの》 佐代子《さよこ》
発行人　佐々木 幹夫
発行所　株式会社 翔泳社（https://www.shoeisha.co.jp）
印刷・製本　日経印刷 株式会社

ISBN978-4-7981-5369-8　Printed in Japan